U0236812

〔明〕吴禄 輯

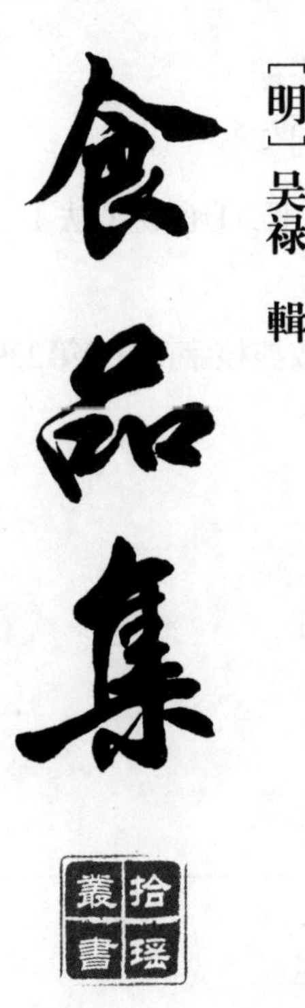

拾瑶叢書

文物出版社

圖書在版編目（CIP）數據

食品集 / (明) 吴禄輯. -- 北京 : 文物出版社,
2020.1
（拾瑶叢書 / 鄧占平主編）
ISBN 978-7-5010-6359-8

Ⅰ. ①食… Ⅱ. ①吴… Ⅲ. ①食物療法 Ⅳ.
①R247.1

中國版本圖書館CIP數據核字(2019)第239236號

食品集 〔明〕吴禄　輯

主　　編：鄧占平
策　　劃：尚論聰　楊麗麗
責任編輯：李縉雲　李子裔
責任印製：張道奇

出版發行：文物出版社有限公司
社　　址：北京市東直門内北小街2號樓
郵　　編：100007
網　　址：http://www.wenwu.com
郵　　箱：web@wenwu.com
經　　銷：新華書店
印　　刷：藝堂印刷（天津）有限公司
開　　本：710mm × 1000mm　1/16
印　　張：11.75
版　　次：2020年1月第1版
印　　次：2020年1月第1次印刷
書　　號：ISBN 978-7-5010-6359-8
定　　價：70.00圓

前言

《食品集》二卷，附録一卷，明吴禄輯。明嘉靖三十五年（一五五六）刻本。吴禄，生卒年不詳，字子學，又字賓竹，吴江縣松陵（今江蘇吴江）人，明正德嘉靖間醫學家，嘗任吴江縣醫學訓科。著有《食品集》。

此書分穀、果、菜、獸、禽、蟲魚、水七部，收録食物三百四十七種，分别介紹其性味及療效等。卷上有穀部三十九種、果部五十八種、菜部九十五種、獸部三十三種；卷下有禽部二十八種、蟲魚部六十一種、水部三十三種。附録一卷則專記飲食之宜忌，有五味所補、五味所傷、五味所走、五臟所禁、五臟所忌、五臟（『臟』誤作『味』）所宜、五穀以養五臟、五果以助五臟、五畜以益五臟、五菜以充五臟、食物相反、服藥忌食、妊娠忌食、諸獸毒、諸鳥毒、諸魚毒、諸果毒、解諸毒。《食品集》的編纂，是吴禄在充分借鑒吸收當時的醫學特别是本草學研究成果的基礎上，進一步結合自己任職醫官期間的實踐經驗寫成的。此書對如《食物本草》《飲膳正要》等書均有沿襲与借鑒。

是書共兩卷。上卷封面題『食品集卷上』。書前有蘇志皋於嘉靖丙辰（一五五六）撰《刻食品集叙》及沈察於嘉靖丁酉（一五三七）仲冬日所撰《食品集序》。書前有目録。卷端題名『食品集』，次列題『明吴江縣醫學候缺訓科吴禄子學輯』。半頁九行十六字，四周單邊，白口，版心鎸『食品集』卷次及頁碼。下卷書後有許應元於嘉靖丙辰（一五五六）孟夏所撰《刻食品集序》，版心鎸『食品集前序』，當爲裝訂時誤置書後，此序收入許應元《陭堂摘稿》，有删節。

關於此書刊刻情况，據書中三篇序言可知一二。蘇志皋《刻食品集叙》曰：『人須飲食以生，但物之性味，身之損益，鮮能知之。予拊循遼海時，嘗得是集，具載寒温甘苦，補助禁忌之説明，甚自爲可傳人人，乃刻於亦春堂中。嘉靖丙辰夏奉敕巡撫遼東地方兼贊理軍務督察院右僉都御史固安寒村蘇志皋德明書。』该序草書寫刻上版，筆力精勁。蘇志皋，字德明，號寒村，固安人，嘉靖十一年（一五三二）進士，嘉靖三十三年（一五五四）任督察院右僉都御史，巡撫遼東兼贊理軍務。

許應元《刻食品集序》則叙述此書刊刻之由來，及蘇志皋撫遼有方、退敵有功、治民有德之實際，并稱贊『公之道大，而其心無不在民也』。許應元，字子春，錢塘人，嘉靖十一年（一五三二）進士，嘉靖三十四年（一五五五）遷遼東苑馬寺卿，第二年轉爲雲南布政司參政，未上而奔太宜人之喪，後官至廣西右布政使，嘉靖四十四年（一五六五）卒，年六十。又沈察在《食品集序》中記載：『我邑訓科賓竹吴翁手録是編，式弘周憲……乃詳加究厘，爰付工梓，俾爾流衍區合，布告黔黎。』沈察，字體中，號少虚山人，吴江縣松陵人，嘉靖十三年（一五三四）領鄉薦，尋以應禮部試，卒于京，年僅二十八歲。著有《少虚山人選稿》二卷。

由此可知，此書在嘉靖十六年（一五三七）已編纂成型，并請當地較有文名的沈察撰序，於吴江地區刊印，或因流傳不廣，現已不存。嘉靖三十五年（一五五六），時任遼東巡撫的蘇志皋爲造福百姓，組織刊刻此書。蘇志皋此時兼理軍務，在文壇頗負盛名的許應元此時擔任遼東苑馬寺卿一職，在嘉靖間除馬政外也有帶兵理事之責，蘇、許二人既爲同僚，又是同科進士，故蘇請許作序于書前。

《食品集》於後世刊刻不多，目前可見版本均爲嘉靖三十五年（一五五六）所刻。中國國家圖書館藏有兩種，均與是書爲同版，其一卷端爲抄配，且内容有所增加，書前有許序，書後有沈序，目録及蘇序不存；其二書前依次有許、蘇、沈三人序言，書中有墨筆標記的日文注音符號。

此次影印，所據底本即爲明嘉靖三十五年（一五五六）刻本。

中國國家圖書館　王俊雙

二〇一九年十月

食品集二卷明吴禄之所辑也禄字
子学吴江县之医也今岁之々　々之
洛之书坊乃与食物本草校
有多少如无集用不要々事不少日
之予处尽欲以收书囊
天和壬戌仲冬日　全愛可書氏書

食品集　上

刻食品集敘

人泛饋食以牲但物三牲

味牙之擇尤鮮張如之

芋捄株蓬海時崇以呈

集星鐵空渭甘苦補眠

禁忌之洗明古自渭可傳

食品集又

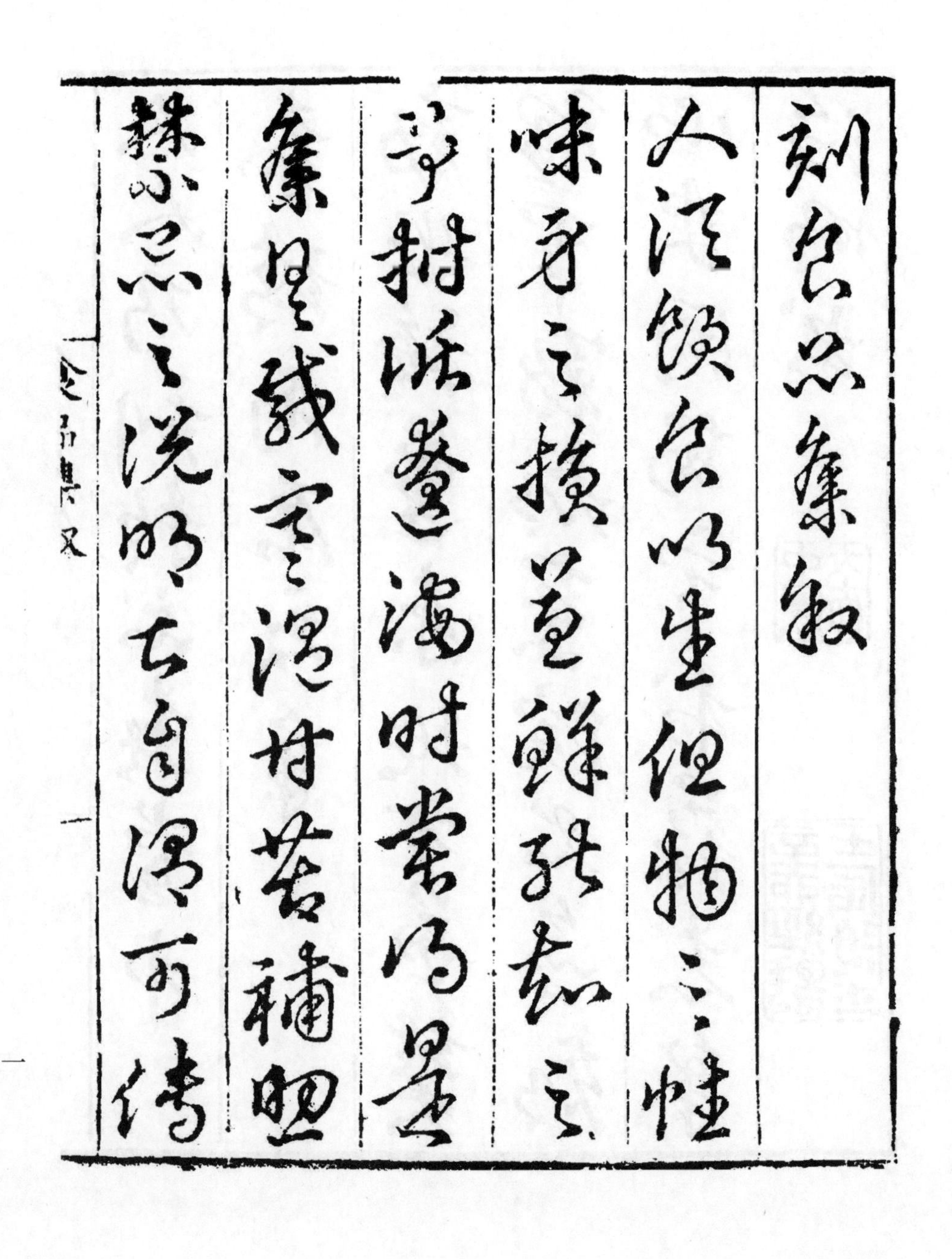

人人乃刻於六藝堂中

泰請丙辰夏季

勅巡撫登萊地方兼贊

理軍務都察院右僉都

御史同安宋獻錄志書

治明書

食品集序

夫攝生凝谷假爾饔飧頼液暢元尚兹水火凡氏有生誰則離是然釜鬴遵度則榮衛斯諧咀噬慾常則經髓罔緫是徵如七箸而二氣之允伏匪輕不越俎樽而百體之安危攸重職此以往可不慎歟粤若稽古周官之典列以食醫屬諸冢宰順時賦齍掌皇王之饌惟虔立愛敷仁訓君子之食宜放姬公作令寧無慮哉盖願貞於豫

也彌易蠱幹於困也恒艱金石攻達於膏
肓孰與菽粟之可久草木宣滛於脉理孰
與脯羞之孔嘉殆亦拯溺衣𣚉捄焚曲突
之意云爾若夫烏鷄入劑白鳳成膏犢麋
倒倉鉅肝撤翳鱺腥婧女於漂波牟犢褁
兒於坐草夫瀨於委頓尚爾克康矧毓於
素閑利其可量也哉嗟乎失飪不時聖父
所戒殊名異産哲人所疑罔似元達之善
嘗恐貽莊生之真畏冀殄灾害盍鑒明徵

況夫海南之椰漿河北之棗實稽明之石
首閩廣之檳榔與簝所需胥移土性痛癢
掫療妙稱上工物土之宜又方書所未諭
者是故不可不慎也我邑訓科賓竹吳翁
手録是編式弘周憲陰陽燥濕之方辯而
抑揚融化之道昭甘辛寒熱之性標而補
洩攻守之法備矣久藏巾篋未獲鏤傳嘉
惠靡彰湮沒是懼迺詳加究釐爰付工梓
俾爾流衍遍合布告黔黎相五運以節嗇

粱脩六府以調口腹則矇瞰不淪於飛札鮐齯永享夫泰和是編不為無補於世也

時

大明嘉靖丁酉仲冬日松陵少虛子沈槃

書

食品集目録

卷之上

穀部

菉豆　匾豆　豌豆　青小豆

蘖米　大麥　小麥　蕎麥

芝麻餳　蜂蜜　酒　醋

醬　鹽豉　茶

果部

蓮子　鷄頭　芰實　桃實

梨　柿　梅實　李子

柰子　石榴　林檎　杏實

柑子　橘子　橙子　栗

甘蔗　甜瓜　西瓜　平波

香圓　枇杷

菜部

葵菜　蔓菁　王瓜　茭白

竹笋　蒲笋　莧菜　芫荽

同蒿　水芹　冬瓜　瓠

菜瓜　葫蘆　蘑菰　菌子

木耳　芥菜　葱　蒜

韭　薤　山藥　芋

馬齒莧 茄子 蘿蔔 胡蘿蔔
蕁菜 萵苣 白菜 蕓薹菜
菘菜 甘露子 蕨菜 紫蘇
薄荷 生薑 乾薑 縮砂
川椒 菠薐菜 苦蕒 莙薘
薺菜 紫苑 百合 枸杞
羊蹄菜 决明菜 芎菌 蒜菜
紫菜 鹿角菜 石耳 假蘇
香薷 黃瓜 絲瓜 金鷄瓜

豆腐　豆豉　蔞蒿　苦菜

馬蘭　蘩蔞　蕺菜　東風菜

油菜　蒲蒻　藕絲菜　莧菜

白花菜　蘋　蓼　葛根

白蘘荷　胡葱　鹿葱　堇菜

苜蓿　落葵　秦荻梨　苷藍

翹搖菜　苦芙　蕹菜　蕁菜

荇菜　蒟蒻　地蠶　胡椒

蒔蘿　茴香　紅麴

獸部

牛　羊　馬　虎　象

駝　熊　豹　麞　鹿

麂　兎　猪　野猪　驢

狗　麋　獺　山羊　山狗獾

麖　獾猪　毫猪　狼　羆

狐　狸　猯　猴　麈

家猫　鼹鼠　果然肉

禽部

天鵝 鵝 野鵝 鴈 鷄

雉 錦鷄 鷓鴣 鴨 野鴨

雀 鵓鴿 鳩 鴛鴦 鶴

烏鴉 鸕鷀 鵲 鴝鴿 鵪鶉

鷓鴣 白鷳 百舌 鷺鷥 山鷓

竹鷄 鶡鷄 鷗

蟲魚部

龜 黿 鱉 馬刀 蛤蜊

蜆　蚶　蚌　田螺　蟶

車螯　蝦蟇　蛙　蟹　蝦

殼菜　石決明　牡蠣　江豚　蛤蚧

水母　鯪鯉甲　貝子　瑇瑁　海蛤

鱓魚　河豚　鰻鱺　鱵魚　鯽魚

鮑魚　鯉魚　白魚　鱸魚　青魚

鱖魚　石首魚　比目魚　黄魚　時魚

鱘魚　沙魚　鯔魚　海豚魚　昌候魚

烏賊魚　魴魚　鯿魚　鱧魚　鱭魚

鱅魚　鯇魚　鯮魚　嘉魚　章舉魚

黄頰魚　鯝魚　邵陽魚　鮹魚　鱣魚

鱟魚

水部

井水　千里水　秋露水　臘雪水

乳穴水　寒泉水　夏氷　温泉水

漿水　熱湯　繁露水　梅雨水

半天河水　冬霜水　雹水

方諸水　花水　糧罌水　甑氣水

食品集目録終

下

食品集

明吳江縣醫學候缺訓科吳祿子學輯

穀部

糯米味苦甘氣温無毒主温中令人多熱大便堅不可多食可釀酒稻稈治黃病通身煮汁服

粳米味苦甘氣平微寒無毒主益氣止煩止泄和五臟益胃氣長肌肉與熟鷄豆相合作粥食之甚益精強志耳目聰明香粳尤

勝

粟米味醎微寒無毒主養腎氣去脾胃中熱益氣陳者良治胃中熱消渴利小便止痢

黍米味甘平無毒主益氣補中多熱令人煩久食昏人五臟令人好睡肺病宜食

稷米味甘無毒主益氣補不足關西謂之穈子米亦謂穄米古者取其香可愛故以供祭祀

秫米味甘微寒止寒熱利大腸療漆瘡殺瘡疥毒熱擁五臟氣動風作飯最粘惟可作酒汁亦少

青粱米味甘微寒無毒主胃痺熱中消渴止泄痢利小便益氣補中健脾止洩精輕身一云此米醋浸三日百蒸百暴裹藏遠行一飡可度數日其穀穗有毛微青而細早熟少收夏月食之極清凉但味短而澁色惡不如黄白粱故人少種

秫薥穀之最長米粒亦大而多者北地種之以備缺糧否則喂牛馬也南人呼為蘆穄

香稻米味甘軟其氣甜香可愛有紅白二種又有類紅長者三粒僅一寸許比他穀晚收開胃益中滑澁補精但人不常食亦不多種也

茭米生湖泊中性微寒無毒古人以為美饌作飯亦脆澁

丹黍米味苦微溫無毒主欬逆霍亂止煩
渴除熱
白粱米味甘微寒無毒主除熱益氣
黃粱米味甘平無毒主益氣和中止洩唐
本注云穗大毛長穀米俱麄於白粱
陳廩米下氣除煩渴開胃氣止洩
大豆味甘平無毒主殺鬼氣止痛逐水除
胃中熱下瘀血解藥毒有黒白二種黒豆
入藥白豆不入藥黒豆調中下氣小黒豆

力更佳治產後百病血熱久食令人身重

小兒不得與炒豆食之若食了忽食猪

肉必壅氣致死殺烏頭毒　作腐則寒而

動氣

白豆味甘平無毒主調中暖腸胃助經脉

腎病宜食

赤小豆味甘酸平無毒主下水排膿血去

熱腫止瀉痢通小便解小麥毒久食令人

虛黑瘦枯燥　解油粘衣

菵米味甘寒無毒主利腸胃久食不饑去熱益人可爲飯生水田中苗子似小麥而小四月熟

蓬草米作飯食之無異秔米儉年物也

狼尾子米作黍食之令人不饑生澤池中

稗子米味脆氣辛可以爲飯

粃米味甘平通腸開胃下氣磨積塊製作糗食延年不饑充滑膚體可以頤養昔陳平食糠而肥粃米即精米上細糠也

蠶豆味温氣微辛主快胃利五臟或點茶
或炒食佳又有筋豆蛾眉豆虎爪豆羊眼
豆勞豆豇豆之類只可茶食而已一種刀
豆長尺許可入醬用之
罌粟味甘平無毒行風氣逐邪熱療反胃
胸中痰滯丹石發動不下食和竹瀝煮粥
食極佳然性寒以有竹瀝利大小腸不宜
多食又過度則動膀胱氣粟殼性澁止濕
熱洩痢澁腸令人虛勞嗽者多用止嗽

菉豆味甘寒無毒主丹毒風疹煩熱和五
臟行經脉益氣厚腸胃可常食之作枕明
目治頭風皮寒肉平用之勿去皮如去皮
有小壅氣　其葉能下氣
扁豆味甘微溫無毒主和中下氣治霍亂
吐痢不止殺一切草木及酒毒河豘毒花
主女子赤白帶下乾末米飲和服之葉主
霍亂吐痢不止
豌豆味甘平無毒主調順榮衛和中益氣

青小豆味甘溫無毒主熱中消渴止下痢
去腹脹產婦無乳汁爛煮三五升食之即
乳多
蘖米味苦無毒即發芽穀也主寒中下氣
除熱性溫能除煩消宿食性又溫於大麥
蘖爲熱不及麥蘖也
大麥味鹹溫微寒無毒主消渴除熱益氣
調中令人多熱爲五穀長能消化宿食破
冷氣　麥蘖補胃消化宿食破癥結冷氣

止心腹脹滿開胃止霍亂下氣消痰催生
落胎亦行上焦滯血治產後秘結鼓脹不
通胃氣虛人宜服以伐戊已腐熟水穀又
久食消腎戒之
小麥味甘微寒無毒去皮則熱麫熱而麩凉帶皮用主除
熱止燥渴咽乾利小便養肝氣止痛唾血
暴淋煎湯飲之　浮麥止盜汗治大人小
兒骨蒸肌熱婦人勞熱　麵味甘溫補虛
實人膚體厚腸胃強氣力性擁熱小動風

凡麥秋種冬長春秀夏實具四時中和之氣故爲五穀之貴

蕎麥味甘平寒無毒主實腸胃益氣力久食動風令人頭眩和猪肉食之患風熱脫人鬚眉

芝麻味甘寒無毒治虛勞滑腸胃行風氣通血脉去頭風潤肌膚乳母食後生嗽一合令子不生病久食抽人肌膚生則寒炒則熱

油性冷常食所用發冷疾滑骨髓

通大小腸治蛔心痛傳一切瘡疥癬殺一
切虫熬熟油經宿即動風有牙齒疾并脾
胃疾人切不可喫若煎煉食之與火無異
餳味甘微温無毒（即米糖也）主補虛乏止渴消
痰潤肺和脾胃魚骨鯁喉中及誤吞錢鐶
服之出中滿不宜用嘔吐者忌之仲景謂
嘔家惟不可用建中湯以甘故也丹溪云
發濕中之熱
蜂蜜甘平温無毒主心腹邪氣諸驚癇補

五臟不足益氣補中止痛解毒明耳目和
百藥除衆疾養脾胃止腸澼除口瘡久服
強志輕身不飢
酒味苦甘辛氣大熱有毒主殺百邪惡毒
氣通血脉厚腸胃禦風寒霧氣養脾扶肝
行藥勢能行諸經不止與附子同味辛者
能散爲導引可以通行一身之表至高之
分味苦者能下甘者居中而緩淡者利小
便丹溪云酒濕中發熱近於相火性喜升

大傷肺氣助火生痰變爲諸疾戒之糟署
撲損瘀血浸洗凍瘡傳蛇蜂毒
醋味酸温無毒一名苦酒三年陳者良主消癰腫
咽瘡散水氣殺邪毒治産後血暈除癥塊
堅積多食損齒損筋骨及肌藏不可與蛤
肉同食損人顔色
醬味鹹酸冷無毒以豆作陳者良主除熱止煩殺
百藥熱湯火毒并治蛇虫蜂蠆毒殺一切
魚肉菜蔬毒

鹽味醎寒無毒主殺鬼蠱邪疰毒氣傷寒吐胷中痰癖止心腹卒痛堅齒止齒縫中血出解蚯蚓毒多食傷肺令人咳嗽失顔色

豉味苦寒無毒主傷寒頭疼煩燥滿悶

茶早採爲茶晚採爲茗味苦甘氣微寒無毒主清頭目利小便去痰熱渴下氣消宿食去人脂令人少睡釋消壅塞一日之利暫佳瘠氣侵精終身之累

果部

蓮子味甘平寒無毒附藕主補中養神益氣力除百疾安心止渴止痢治腰痛泄精久服輕身耐老不飢延年多食令人喜生食性動風蒸食良去心食孫真人云蓮肉不去心食成霍亂　藕味甘溫無毒主熱渴散血生肌霍亂後虛渴煩悶不能食其産後虛渴忌生冷物惟藕不忌爲能破血故也蒸食補五臟實下焦與蜜同食令人腹藏肥不生諸虫　節擣汁主吐血衄血

雞頭味甘平無毒一名芡實主濕痺腰膝痛補中除暴疾益精氣強志久服不飢生食則動風冷氣宜蒸食之　根名葰菜主小腹結氣痛宜食可作蔬菜

芰實味甘平無毒一名菱主安中補五臟輕身不飢水族中此物最不能治病又云令人臟冷損陽氣多食令人腹脹滿可用暖酒或和薑飲即消

桃實味辛甘溫無毒主利肺氣止欬逆上

氣消心下堅積除卒暴擊血破癥瘕通月
水止痛　桃仁破血止心腹痛
梨味甘微酸氣寒無毒主熱嗽止渴踈風
利小便梨者利也流利下行多食令人寒
中金瘡乳婦尤不可食
柿味甘寒屬陰無毒主通耳鼻氣腹癖不
足厚腸胃澁中健胃氣消宿血飲食　紅
柿令人心痛亦令易醉　生柿彌冷又不
可同蟹食令人腹痛

梅實味酸平性温無毒主下氣除煩熱安
心止痢住渴體痛偏枯不仁收肺氣去黑
痣多食損齒傷骨發虛熱服黄精人不宜
食烏梅暖無毒除勞治骨蒸去煩悶止痢
消酒毒　白梅研傅刀箭刺在肉中封之
即出乳癰腫毒貼之良
李子味苦温無毒主益氣除癎熱調中僵
仆瘀血骨痛多食令人虛熱
柰子味苦寒無毒主補中焦諸不足和脾

胃多食令人腹脹肺壅病人不可食

石榴味甘酸無毒主咽渴止漏精榴者留

也性滯戀膈成痰多食損肺

林檎味甘酸温無毒一名花紅主下氣治霍亂

肚痛消痰多食發熱澁氣令人好睡發冷

痰生瘡癤脉閉不行

杏實味酸熱有毒不可多食傷人筋骨又

云多食傷神目盲

柑子味甘寒無毒去腸胃熱利小便止渴

多食發痼疾
橘子味甘酸溫無毒主胸中逆氣利水穀下氣止嘔脾不能消穀氣衝胸中吐逆久服去臭下氣通神又云食之多痰恐非益也
橙子味甘酸溫無毒散腸胃惡氣消食去胃中浮風去惡心作湯食之宿酒速醒多食傷肝氣發虛熱皮甚香美散氣
栗味醎溫無毒主益氣厚腸胃補腎虛炒

食滯氣隔食若懸微乾生食補腎氣治腰
脚無力小兒痱瘡患風水氣人不宜食以
醎故也
棗甘溫無毒主心腹邪氣安中養脾助十
二經脉平胃氣生津液和百藥中滿者勿
食甘以補中故也牙齒病者忌啖之 生
棗多食令人寒熱羸瘦
櫻桃味甘主調中益脾氣令人好顏色多
食令人吐發虛熱寒熱病人不可食發闇

風

葡萄味甘平無毒有黄白黑三種此果甘而不飴

酸而不離冷而不寒主益氣倍力令人肥

健能發出痘瘡可作酒多食令人卒煩悶

昏人眼姙孕人與衝心飲之即下

松子味甘溫無毒治諸風頭眩散水氣潤

五臟延年不飢香美多食發熱毒

榛子味甘平無毒主益氣力寬腸胃健行

令人不飢開胃

檳榔味辛温無毒消穀逐水除痰癖泄滿下氣宣臟腑壅滯墜諸藥下行殺三蟲及寸白多食傷真氣閩廣人取蒟醬葉裹檳榔食之辛香膈間爽快加蜆灰更佳但吐紅不雅

黄精味甘平無毒補中益氣除風濕益脾潤肺九蒸九暴食之又言餌之可以長生

木瓜味酸温無毒主濕痺脚氣霍亂吐下轉筋不止禀得木之正故入肝利筋骨及

血病腰腿無力調榮衛助穀氣驅濕滋脾
益肺辛香去惡心嘔逆膈痰心中酸水多
食損齒以蜜作煎作糕佳忌犯刀鐵
山查味酸無毒健脾消食去積行結氣催
瘡痛治兒枕痛濃煎汁入沙糖調服立効
小兒食之更宜一名糖裹
落花生藤蔓莖葉似匾豆開花落地一花
就地結一果深秋取之味甘美人所珍貴
椰子肉益氣治風漿似酒飲之不醉主消

渴吐血水腫去風熱塗頭益髮令黑丹溪

云椰子生海外極熱之地土人賴此解夏

月毒渴多食動氣𣪠爲酒器酒有毒則沸

起令人或漆或痈殊失其義

櫧子味苦濇止洩痢破除惡血止渴食之

不饑健行甜苦二種製作粉食糕食甚佳

覆盆子味甘酸氣平微熱無毒主輕身益

氣令髮不白顏色好又主男子腎虛精竭

陰痿女子食之有子熟時軟紅可愛五月

採之失採則枝就生蟲製爲密煎更佳

豆蔻味辛温無毒主温中心腹痛嘔吐去

口臭氣鮮食佳

菴羅果味甘温食之止渴動風氣時疰及

飽食後不可食又不可與大蒜辛物同食

令人患黄病樹生狀似林檎

梧桐子四月開淡黄小花枝頭出綵墮地

五六月結子收炒作果多食亦動風氣

茱萸味辛苦大熱無毒又云吳生者味辛

温大熱小毒主温中下氣止痛欬逆寒熱
除濕痹逐風邪開腠理去痰冷腰内絞痛
諸冷食不消惡心腹痛逆氣利五臟又云
下氣最速腸虚人服之傷甚根殺三蟲冶
喉痺止泄瀉食不消療經産餘血并白癬
皂莢子炒舂去皮水浸仁軟者煮熟糖蜜漬
之疎導五臟風熱壅氣辟邪氣瘴氣有驗
榅桲味酸甘微温無毒主温中下氣消食
除心間醋水食不去浮毛損人肺令嗽

金櫻子味酸澁平無毒療脾洩下痢止小
便利澁精久服令人耐寒輕身殺寸白蟲
加鐵粉同以染髮去子留皮熬成稀膏用
煖酒服其功不可盡載
楮實味甘寒無毒主陰痿水腫益氣充肌
膚明目久服不飢不老輕身其實初夏生
如彈丸至六七月漸深紅色成熟可製食
之葉主小兒身熱食不生肌可作浴湯又
主惡瘡生肉皮主逐水利小便莖主癮疹

瘅單用煮湯浴之汁主塗癬一云挼數枚
煮肉易爛與栢實皆可食
獼猴桃味酸甘寒無毒止暴渴解煩熱冷
脾胃動洩澼壓丹石下石淋熱壅不可多
食令人臟寒洩此桃本草言藤生附樹葉
圓有毛形似雞卵皮褐色經霜始甘美衍
義言生則極酸十月爛熟始食
羊桃味甘寒主慓熱風水積聚詩名萇楚
羊棗實小黑而圓又謂之羊矢棗

桑椹味甘寒主消渴或暴乾和蜜食之令人聰明安寬鎮神不可與小兒食令心寒

無花果味甘開胃止洩痢色如青李稍長

柚橘類本草謂橘柚一物考之郭璞曰柚似橙而大於橘呂氏春秋曰果之美者江浦之橘雲夢之柚楚辭亦然日華子云柚子無毒治妊孕人喫食少幷口淡去胃中惡氣消食去腸胃氣解酒毒治飲酒人口氣柚橘二物分矣附之以俟知者擇焉

荔枝味甘平無毒主止渴益人顏色雖多亦不傷人少過則飲蜜一盃便解一云多食亦發熱

龍眼味甘平無毒主五臟邪氣安志厭食除毒去虫荔枝過即龍眼熟號荔枝奴

榧子味甘無毒主五痔去三虫蠱毒鬼注此肺家菓也不可多食引火入肺滑大腸

銀杏味甘苦無毒煨食良生食發病

橄欖味酸甘溫無毒主消酒開胃下氣止

渴

楊梅味酸甘溫無毒主去痰止嘔消食下
酒臨飲酒時服乾屑方寸匕止吐酒多食
令人發熱甚能損齒

胡桃味甘溫無毒食之令人肥健潤肌黑
髮補下元多食動風生痰助腎火和胡粉
研如泥拔白髮內孔中其毛皆黑

烏芋味苦甘微寒無毒一名葧薺主溫中益氣
消風毒除胸胃熱除黃疸開胃下食厚人

腸胃解毒歲飢採以充粮

茭菰味苦甘冷有毒不可多食令人患脚氣失顔色損齒發虛熱腸風孕人不可食

甘蔗味甘平無毒 附沙糖 主下氣和中助脾氣利大腸消痰止渴除心煩熱解酒毒治朝食暮吐暮食朝吐以汁和生姜少許服之良有竹蔗荻蔗二種功同共酒食發痰熱渴飲之良也 沙糖味甘寒止心腹熱脹止渴明目小兒多食則損齒生長虫消

肌肉發疳

甜瓜味甘寒有毒止渴除煩熱多食令人虛下部陰痒生瘡動宿冷發虛熱破腹

西瓜味甘平無毒主消渴治心煩解酒毒不可多食動氣發諸病

平波味甘無毒止渴生津置衣服篋笥中香氣可愛

香圓味酸甘平無毒主下氣開胸膈

枇杷味甘平無毒潤肺利五臟下氣止吐

逆多食發痰熱若和炙肉食之發熱毒和
麪食之令人黃病

菜部

葵菜味甘寒無毒爲百菜主治五臟六腑
寒熱羸瘦五癃利小便療婦人乳難

蔓菁味温無毒主利五臟輕身益氣子明
目

王瓜味苦氣寒無毒主消渴内痺瘀血月
閉寒熱酸疼益氣愈聾療諸邪氣熱結鼠

瘻散癰腫留血止小便數遺不禁

茭白味甘氣寒無毒一名菰根主腸胃痼熱消渴止小便利

竹笋味甘無毒主消渴利水道益氣多食發病

蒲笋味甘無毒補中益氣活血脉

莧菜味甘寒無毒主清盲白瞖利大小便殺蚘虫久食益力通九竅有赤白二種不可與鱉同食生鱉瘕取鱉甲剉如豆大以

莧菜葉包置土中一宿盡化爲鼈葉食之

動風子益精

芫荽味辛溫微毒一名胡荽主補五臟利大小

腸療沙瘮豆瘡不出作酒噴之立出久食

令人多忘發氣并痼疾　子主小兒禿瘡

油煎傅之

同蒿味甘平無毒主安心氣養脾胃又動

風氣熏人心令人氣滿不可多食

水芹味甘平寒無毒主女子赤沃止血養

精保血脉益氣令人肥健嗜食治煩渴

冬瓜味甘平微寒無毒主除小腹水脹利小便止渴除煩治胸心滿去頭面熱冷者食之瘦人汁解魚毒

瓠味苦寒有毒主面目四肢浮腫下水多食令人吐

菜瓜味甘寒有毒利腸胃止煩渴不可多食

葫蘆味甘平無毒主消水腫益氣

蘑菰味甘寒有毒動風發病不可多食
菌子味苦寒有毒發五臟風擁氣動脉痔
令人昏悶
木耳味苦寒有毒利五臟腸胃擁毒氣不
可多食
芥菜味辛溫無毒歸鼻主除腎邪氣利九
竅明耳目安中久食溫中多食動氣生食
發丹石　子治風腫毒及麻痺醋研傅之
撲損瘀血腰痛腎冷和生姜研微暖塗貼

心痛酒醋服

葱味辛温無毒(忌與蜜食)主傷寒寒熱頭痛如破發汗中風面目腫喉痺不通安胎利五臓歸目除肝通利大小腸多食昏人神

花治心脾疼加吳茱萸水煎服立効

蒜味辛温屬火有毒(獨子者佳五月五日採醋浸之經年者佳)主散癰腫䘌瘡除風邪毒健胃善化肉破冷氣爛痃癖辟瘴氣蠱毒蛇虫溪毒治中暑霍亂轉筋腹痛温水送之鼻衂不止搗

塗脚心止即拭去

韭味辛微酸氣温性急無毒忌與蜜食歸心安五臟除胃熱下氣補虚充肝利病人可久食　韭汁冬月用根研汁飲之下膈間瘀血甚效小兒初生灌之即吐惡血永無病　未出土爲韭黄滯氣不宜食　花食之動風　子主夢泄精滑溺白

𩐈味辛苦氣温無毒主金瘡瘡敗諸瘡中風寒水腫生搗熟塗之與蜜同搗塗湯火

瘡甚効歸心去水氣利病人止久痢冷瀉

山藥味甘溫無毒主補中益氣長肌肉治頭風眼眩止腰痛強陰補心肺不足除煩熱涼而能補亦潤皮毛延年乾燥主泄精健忘久食耳目聰明輕身不飢

芋味辛平有毒主寬腸充肌膚滑中久食令人虛勞無力冬月食之不發病紫芋毒少青芋毒多野芋殺人　梗治蜂螫毒

馬齒莧味酸寒性滑無毒節葉間有水銀服之長

年不白主目盲白瞖利大小便去寒熱殺

虫止渴破癥結塗白禿明目

茄子味甘寒有小毒一名落蘇動風發瘡及痼

病久冷人不可多食損人蔬圃惟此無益

並無所治　根及枯莖葉煎湯洗凍瘡

蘿蔔味辛甘溫無毒忌地黃何首烏同食令髮白一名萊菔

煑食大下氣消穀去痰癖止咳嗽制麪毒

搗汁服主消渴治肺痿能止血消血　子

治喘嗽下氣消食以衝墻壁

胡蘿蔔味甘平無毒主氣利腸胃

蓴菜味甘寒無毒三月至八月取者味甜體滑九月至十二月取者味苦體澀主消渴熱痺久食大宜人合鯽魚爲羮食之主胃氣弱不下食者至效病起者不宜食爲其體滑脾不能磨常食發氣雖水草性冷而補熱食之亦擁氣大抵不宜久食

萵苣味苦冷微毒主補筋骨利五臟開胷膈壅氣通經脉止脾氣令人齒白聰明少

雖可常食之患冷氣人食即腹冷不至苦
損人産後不可食令人寒中小腹痛
白菜味甘温無毒主通利腸胃除胷煩解
酒毒
芸薹菜味辛温無毒主風游丹腫乳癰春
食能發痼疾久食弱陽　子取油傅頭髮
長黑
菘菜味甘温無毒主通利腸胃除胷中煩
解酒渇最爲常食性和利人多食小冷

子作油傅頭長髮塗刀不鏽音秀北人居

南方不勝地土之宜遂病忌菘菜

甘露子味甘平無毒一名滴露利五臟下氣清

神

蕨菜味苦寒有毒動氣發病不可多食

紫蘇味辛甘溫無毒解蟹毒主下氣除寒

中解肌毒發表治心腹脹滿開胃下食止

脚氣通大小腸煮汁飲之

薄荷味辛苦氣凉性溫無毒主傷風頭腦

風發汗通利關節及小兒風涎驚風壯熱
乃上行之藥新病瘥人食之令虛汗不止
猫食之即醉
生薑味辛甘氣微溫去皮則熱留皮則冷主傷寒頭
痛鼻塞咳逆上氣止嘔吐入肺開胃益脾
散風治痰嗽去穢惡通神明無病人夜不
宜食夜氣宜靜薑能動氣故也
乾薑味辛溫熱無毒主胸膈欬逆止腹痛
霍亂脹滿溫中

縮砂味辛苦氣溫無毒主虛勞冷瀉宿食不消下氣治脾胃氣結滯不散腹中虛冷痛止痢又能安胎行氣故也姙娠因氣胎痛不可忍炒爲末酒服二錢効

川椒味辛熱有毒主心腹冷氣痛除齒痛壯陽療陰汗縮小便開腠理通血脉堅齒髮明目殺鬼疰蠱毒虫魚蛇毒久服頭不白輕身增年多食令人乏氣十月勿食之口閉者殺人

菠薐菜冷微毒利五臟通腸胃熱解酒毒北人多食肉麪食此則平南人多食魚鱉水米食此則冷不可多食冷大小腸發腰痛令人脚弱不能行一云服丹石人食之佳劉禹錫佳話録云此菜來自西域頗稜國誤呼菠薐藝苑雌黄亦云

苦蕒冷無毒療面目黄強力止困傳蛇蟲咬良汁傳丁腫根即出蠶婦食之壞蠶蛾

莙薘味平微毒補中下氣理脾胃去頭風

利五臟冷氣多食則動氣先患腹冷人食
之破腹莖灰淋汁洗衣白如玉色
薺菜味甘氣溫無毒主利肝氣和中其實
名菥蓂子主明目目暴赤痛去障瞖根汁
點目中亦效燒灰治赤白痢
紫苑味苦辛溫無毒主咳嗽寒熱結氣去
蠱毒痿蹷安五臟療欬唾膿血補虛勞消
痰止渴潤肌膚添骨髓連根葉採之醋浸
入少鹽收藏待用其味辛香甚佳號名仙

菜性怕塩多則腐也
百合味甘平無毒主邪氣腹脹浮腫心痛
乳難喉痺利大小便補中益氣止顛狂涕
淚定心志殺蠱毒療癰腫産後血病蒸煮
食之和肉更佳搗粉作麪食最益人
枸杞味苦寒根大寒子微寒無毒無刺者
是其莖葉補氣益精除風明目堅筋骨補
勞傷強陰道久食令人長壽根名地骨寇
宗奭曰枸杞當用梗皮地骨當用根皮子

當用紅實諺云去家千里莫食枸杞言其
補益強盛無所爲也和羊肉作羹和粳米
煮粥入葱豉五味補虛勞尤勝南丘多枸
杞村人多壽食其水土也潤州大井有老
枸杞樹井水益人名著天下與乳酪忌
羊蹄菜味苦寒無毒根用醋磨塗癬疥速
效治癧瘍風并大便卒澁結不通喉痺卒
不能語腸風痔瀉血產後風蚓根取汁煎
服殊驗詩曰言采其蓫即此註云惡菜也

决明菜味甘温明目清心去頭眩風苗三
二尺春取爲蔬花子可點茶又堪入蜜煎
芎苗味辛温無毒主欬逆定驚風辟邪惡
除蠱毒鬼疰去三蟲久服通神川中産者
良本地者點茶亦清頭目
菾菜味甘苦大寒主時行壯熱解風熱毒
止熱毒痢開胃通膈又治小兒熱其花白
婦人食之宜
紫菜味甘寒下熱解煩療癭瘤結氣不可

多食令人腹痛發氣吐白沫飲少醋即消
其中有小螺螄損人湏擇出凡海菜皆然
鹿角菜大寒無毒微毒下熱風氣療小兒
骨蒸解麵熱不可久食發痼疾損經絡血
氣令脚冷痺損腰腎少顏色
石耳石崖上所生者出天台山廬山等名
山靈苑方中名曰靈芝味甘平無毒久食
延年益顏色至老不改令人不饑大小便
亦少一云性冷

假蘇味辛温無毒主除寒熱鼠瘻瘰癧生
瘡破結聚下瘀血除濕痺辟邪氣通利血
脉傳送五臟能發汗動渴消除冷風治頭
風眩暈婦人血風等爲要藥治産後血暈
并産後中風身僵直者搗爲末童便調熱
服口噤者挑齒灌之或灌鼻中神効末和
醋傳丁腫風毒即差初生新嫩辛香可噉
人取以作生菜即今之荆芥也
香薷味辛氣微温無毒主霍亂腹痛吐下

下氣除煩熱調中温胃治傷暑利小便散
水腫又治口氣人家暑月多煮以代茶可
無熱病一種香菜味甘可食三月種之
黄瓜味甘寒有毒不可多食動寒熱多瘧
疾發百病積瘀熱發疰氣令人虚熱上逆
發脚氣瘡疥不益人小兒尤忌滑中生疳
蟲不可與醋同食
絲瓜本草諸書無考惟豆瘡及脚癰方燒
灰用之此其性冷解毒粥鍋内煮熟姜醋

食同雞鴨猪肉炒食佳枯者去皮及子用
瓢滌器
金雞瓜味甘平無毒主五痔頭風小腹拘
急和五臟　其木造屋則屋中酒味皆淡
豆腐性冷而動氣一云有毒發腎氣頭風
瘡疥杏仁可解又蘿蔔同食亦解其毒
豆豉味甘鹹無毒主解煩熱調中發散通
關節香烈腥氣其法用黒豆酒醋浸蒸曝
乾以香油和再蒸曝凡三遍量入塩并椒

末乾生薑陳皮屑和藏食之宜病人
蔞蒿味甘辛生水澤中葉似艾青白色長
數寸食之香脆而美葉可爲茹一種莪蒿
亦美菜一種邪蒿作羮臛佳
苦菜味苦寒無毒主五臟邪氣厭穀胃痺
腸澼渴熱中疾惡瘡久服安心益氣聰察
少卧輕身耐老耐飢寒此菜生北地方冬
即彫生南地則冬夏常青月令所謂苦菜
秀者是巳即今之茶也出山田及澤中得

霜甜脆而美

馬蘭味甘温生水澤採爲菜茹根治嘔血
擣汁飲之立止

蘩蔞味酸氣平無毒主積年惡瘡不愈有
神効又主破血宜産婦口齒方燒灰或作
末揩齒宣露治淋取濡兩手以水煮服此
菜生田野中人取以作羹或生食之或煮
食益人即雞腸草也

蕺菜味辛微温主蠷螋溺瘡多食令氣喘

東風菜味甘寒無毒主風毒壅熱頭痛目眩肝熱眼赤入羹臛煮食甚美此菜生平澤莖高二三尺葉似杏葉而長極厚軟上有細毛先春而生故有東風之號

油菜味甘主滑胃通結氣利大小便冬種春長形色俱似白菜根微紫抽嫩心開黃花取其臺為菜茹甚佳子結莢以榨油味如麻油但畧黃耳一種黃瓜菜形似油菜但味少苦生平澤中取為羹茹亦甚香美

蒲蒻味甘微寒主消渴止嗽之脆美詩云
維筍及蒲是也
藕絲菜味甘寒解熱渴煩毒下瘀血即雞
頭子管也
莧菜味酢而滑生水浸濕地去皮膚風熱
莖大如箸赤節節一葉似柳葉厚而長有
毛刺可爲羹始生又可生食
白花菜味甘氣臭性寒生食苦淹以爲葅
動風氣下氣滯臟腑多食令人胃悶滿傷

脾一種黃花葉同此類
蘋味辛酸寒無毒主暴熱身痒下水氣勝酒長鬚髮止消渴下氣久服輕身耐老始生可糁蒸爲茹詩所謂采蘋采藻以供祭祀是也昔楚昭王渡江獲蘋實如斗剖而食之甜如蜜即此但不可多得蘋有二種藻有二種皆可食熟挼去腥氣米麵糝蒸爲茹甚佳飢年以充食一種海藻味苦鹹寒無毒主癭瘤氣頸下核破散結氣癰腫

癥瘕堅氣腹中上下鳴下十二水腫療皮
間積聚暴癀留氣熱結利小便一名海帶
蓼味辛氣溫無毒主明目溫中耐風寒下
水氣面目浮腫癰瘍瘰癧除腎氣葉除大
小腸氣利中霍亂轉筋煮湯及熱挼脚搗
傅小兒頭瘡馬蓼去腸中蛭蟲水蓼搗傅
蛇咬又煮漬脚挼之消脚氣腫脚痛成瘡
頻淋之此菜人所多食或暴乾亦佳
葛根味甘寒無毒主癰腫惡瘡冬月取生

者水中揉出粉成塊煎沸湯擘塊下湯良
久色如膠其體甚靭以蜜湯中拌食之用
薑屑尤佳治中熱酒渴病利小便亦能使
人利切以茶食亦甘美又煨熟極補人
白蘘荷微溫治蠱及瘧赤白種皆可爲葅
胡葱味辛溫平消穀下氣殺蟲久食傷神
損性健忘損明發痼疾胡臭人尤不可食
鹿葱味甘凉無毒根治沙淋下水氣酒疸
黄色通身者根擣汁服嫩苗煮食主小便

潍身體煩熱花名宜男炒以點茶安五臟

利心志令人好樂忘憂輕身明目利胸膈

堇菜味甘寒無毒主蛇蝎毒及癰腫此菜

野生又食除心煩熱令人身體懈墮多睡

一云苦主寒熱功同香茂

莔蓿味甘淡嫩採食之利大小腸煮羹甚

香美乾食益人

落葵味酸寒無毒主滑中散熱子主悅澤

人面人被犬咬食此菜終身不差

秦荻梨味辛温無毒主心腹冷脹下氣消
食於生菜中最香美甚破氣又名五辛菜
甘藍平補骨髓利臟腑并關節通經絡中
結氣明耳目健人少睡益心力壯筋骨治
黄毒煑作葅食去心結伏氣
翹搖菜味辛平無毒主破血止血生肌充
生菜食之又主五種黄病煑熟甚益人和
五臟明耳目去熱風令人輕健長食不厭
此菜生平澤紫花蔓生如勞豆是也

苦芙味苦寒主面目遍身漆瘡并丹毒生
山谷下濕處浙東清明節爭取嫩者生食
以爲一年不生瘡疥又煎湯洗痔瘡甚驗
蕹菜味甘平無毒蔓生花白摘其苗以土
壅之即活與野葛相伏取汁滴野葛即死
張司空云魏武帝噉野葛至尺許應是先
食此菜無害也一名蕹菜
蓴菜味辛生山谷泉石間葉可食根尤佳
荇菜生湖陂中葉紫赤圓徑寸餘浮水面

莖如釵股上青下白詩所謂參差荇菜是
也可淹爲葅
蒟蒻味辛寒葉與天南星相似但莖斑花
紫南星莖無斑花黃爲異耳性冷主消渴
採其根擣碎以灰汁煮之成餅五味調和
爲茹食又蜀人取以作醬味酢美
地蠶生郊野麥園中葉如薄荷少狹而尖
亦微綳欠光澤根白色狀如蠶四月採根
以滾水淪之和以鹽爲菜茹

胡椒味辛温無毒屬火而有金性燥主下氣温中去寒痰止霍亂心腹冷痛調食用之味甚辛辣快膈殺一切魚肉鱉蕈毒不可多服傷脾胃肺氣積久而大

蒔蘿味辛温無毒健脾開胃温中補水藏殺魚肉毒

茴香味辛甘平無毒主膀胱腎經冷氣調中止痛除嘔

紅麯味辛甘平無毒健脾胃益氣温中醸

魚肉内用

獸部

牛肉味甘平無毒附乳酥酪主消渴止吐洩安
中益氣養脾胃水牛肉冷微毒黄牛肉發
藥毒黒牛尤不可食自死死者發痼疾獨肝
者有大毒食之痢血至死　心主虚忘
肝主明目　腎主補腎益精　髓主補中
填精髓　肚主消渴風眩補五臟　腹内
百葉作生姜醋食之主熱氣水氣丹毒壓

丹石發熱解酒勞　齒主小兒牛癇　牛
夜鳴則病不可食　乳主補虛羸止渴生
飲令人痢熱飲令人口乾溫飲可也黃牛
乳髓冷潤皮膚養心肺解熱毒　酥涼益
心肺止渴嗽潤毛髮除肺痿心熱吐血
酪味甘酸寒主熱毒止渴除胷中虛熱身
面上瘡患痢人不可食　醍醐味甘平主
風邪痺氣通潤骨髓可爲摩藥性冷利盛
冬不凝盛夏不融性滑以物盛之皆透惟

雞子殼及甑盛之不出　乳腐微寒潤五
臟利大小便益十二經脉微動氣
羊肉味甘大熱無毒主緩中頭腦大風汗
出虛勞寒冷補中益氣安心止驚悸時疾
初愈人不可食當復發瘧疾尤不宜食多
致困重致死　頭宿涼治骨蒸腦熱頭眩瘦
病　心主憂恚膈氣　肝性冷療肝風虛
熱目赤闇　腎補腎虛益精髓　肚主補
胃病虛損小便數止虛汗　腦不可多食

五臟補人五臟　血主治女人中風血
虛産後血暈悶欲絶者生飲一升則活
骨熱治虛勞寒中羸瘦主小兒羊癇　髓
味甘温主男子傷中陰氣不足利血脉益
經氣　乳温治消渴補虛之　蹄筋膜中
珠子食之令人癲一角者害人白羊黑頭
食之患腸癰六月勿食之傷神　黄羊甘
温無毒補中益氣治勞傷虛寒
馬肉味辛苦冷有小毒主熱下氣長筋骨

強腰脊壯健強志輕身不與倉米及姜同
食其肉多著水浸洗方煮得爛不爾毒不
去　心主喜忘　肝不可食　肺主寒熱
小兒埊瘻　白馬蹄治婦人漏下白帶赤
馬蹄療赤崩　白馬埊味鹹主傷中脉絶
強志益氣長肌肉令人有子能壯盛陰氣
乳性冷味甘止渴
虎肉味甘酸平無毒主惡心欲嘔益氣力
食之入山虎見則畏辟三十六種精魅睛

主瘧疾辟惡小兒驚悸惡癇　骨主除邪
惡氣殺鬼疰毒止驚悸主惡瘡鼠瘻頭骨
尤良　膏主狗齧瘡
象肉味淡不堪食多食令人體重　胷前
小橫骨令人能浮水身有百獸肉皆有分
段惟鼻是本肉　牙主諸刺入肉刮屑傅
瘡上即出
駝肉温治諸風下氣壯筋骨潤皮膚　脂
主療一切頑麻風痺肌膚緊急惡腫毒在

兩峯内即駝峯也　乳性温味甘補中益
氣壯筋骨令人不飢
熊肉平味甘無毒主風痺筋骨不仁若腹
中有積聚寒熱者食之終身不除　脂即
是熊白是背上脂夏月無寒月有主風痺
不仁筋急補虚損殺勞虫痼疾者不可食
掌食之可禦風寒是入八珍之數古人
最重之也
豹肉味酸平無毒主安五臟補絶傷壯筋

骨強志益氣力利人耐寒暑令人猛健正月勿食之傷神　腦治腰疼　脂合生髮膏朝塗暮生

麞肉味甘溫無毒主補益五臟野味之上品也八月至十一月食之勝羊肉十二月至七月食之動風道家多食之言無禁　骨主虛損泄精　髓益氣力悅澤人面

鹿肉味甘溫無毒補中強五臟益氣力九月後正月前可食餘月不可食發冷痛生

肉貼偏風左患右貼右患左貼　腎平補
腎氣安五臓壯陽氣　韭味甘微温主膈
下惡血寒熱驚癇虚勞益氣強志壯筋骨
髓主男女傷中絶脉筋急欬逆以酒服
之　蹄主脚酸痛　角主惡瘡癰腫逐邪
氣除小腹血急痛腰脊痛赤留血在陰中
麂肉味甘平無毒主五痔多食動痼疾
兎肉味辛平無毒主補中益氣不宜多食
損陰事令人痿黄不可與姜橘同食令人

卒患心痛妊娠婦不可食令子缺唇合白雞
食之面發黃合獺肉食之病遁尸二月不
可食傷神　肝主明目　臘月兎頭腦髓
及皮毛催生
豬肉味苦無毒主閉血脉弱筋骨虛人不
可久食令人虛肥動風金瘡者尤甚　心
主驚邪憂恚　腎冷和理腎氣通利膀胱
肚主補中益氣止渴暴痢虛弱宜食
四蹄主傷撻諸敗瘡下乳白蹄不可食

肝主冷洩久滑赤白乳婦赤白帶下　骨
髓寒主撲損惡瘡　卵主驚癇癲疾鬼疰
蠱毒除寒熱賁豚五癃邪氣攣縮　腸臟
主大小腸風熱　䏲音夷寒主肺氣乾脹咳
嗽喘急潤五臟去皴皰䵟黵　肪膏並殺
斑猫毒男子食之損陽　腦主風眩腦鳴
凍瘡　大猪頭補虛乏氣力去驚癇五痔
野猪肉味苦無毒主補肌膚令人虛肥雌
者肉更美冬月食橡子肉色赤補人五臟

勝家猪

驢肉味甘寒無毒主風狂憂愁不樂解心煩　頭肉治多年消渇煮食之良烏驢尤佳又云食之動風脂肥尤甚屢試屢驗前説主風狂未可憑也　乳治卒心痛

狗肉味鹹酸平無毒主安五臟補絶傷壯陽補血脉厚腸胃實下焦塡精髓黄者尤佳白黒次之陰虚發熱人不宜食大抵人之虚多是陰虚世俗用此爲補不知其害

犬肉不可炙食致消渴不可與蒜同食頓
損人　乳主青盲取白犬生子目未開時
注目中療十年盲狗子目開即差
麋肉味甘温無毒主益氣補中治腰脚無
力不與雉蝦生菜梅李果實同食令人病
　脂主癰疽惡瘡　角止血益氣力
獺肉味甘平無毒治水氣脹滿瘀温疫病
諸熱毒風咳嗽勞損不可與兎肉同食
肝主鬼疰尸勞一門相染火炙末服方寸

七日再服又治蠱毒刦魚鯁又嗽燒灰服之膽主明目亦入點藥中分盃之説不驗但塗於盞唇使酒高於盞面　皮飾領則塵垢不著如風沙翳目以袖拭之即出　爪治魚刺喉中不出爬喉下即出

山羊爾雅謂之羱羊有筋力甚能陟險峻生深山谷穴中皮可製靴履味甘於家羊用亦如之又野外黃羊同

山狗獾形如家狗脚微短好鮮食果食味

甘美皮可爲裘有數種在處有之蜀中出
者名天狗
麞似麂而大肉稍麄氣味亦同麂也
貛猪肉甘美作羹臛食之下水腫大効又
云味酸平主丹石熱及乂患赤白痢瘦人
食之長肌肉肥白脂主傳屍鬼氣肺痿氣
急酒食之胞吐蠱蟲
毫猪肉甘美多膏利大腸不可多食發風
氣令人虛

狼味辛老狼頷下有懸肉行善顧疾則不能脞中筋如織絡小囊大佀鴨卵作聲諸竅皆沸糞烟直上烽火用之昔言狼狽是二物狽前二足絶短先知食之所在指以示狼狼負以行匪狼不能動肉皆可食

羆大於熊貔似虎貓似虎而淺毛三獸俱陽物用同熊虎

狐味甘寒有毒主補虛勞治惡瘡疥作臛食之陰莖味甘有毒主女子絶產陰痒小

兒陰癩卵瘇雄狐糞燒之辟瘟疫惡病頭燒以辟邪心肝生服治妖魅肝燒灰治風狸肉味似狐療諸疰五痔作羹臛食之骨味甘溫無毒主風疰尸疰鬼疰在皮中淫躍如針刺者心腹痛走無常處及鼠瘻惡瘡頭骨尤良炙骨和麝香雄黃爲丸治痔瘻甚效糞燒灰主寒熱鬼瘧發無期度者極驗狸類甚多有玉面狸九節狸風狸香狸食品佳者也

猯肉胞膏味甘平無毒主上氣乏氣欬逆酒和服之又水脹不差者以肉作羹臛食之胞乾磨服吐蠱毒並効

猴肉味酸平無毒主諸風勞釀酒彌佳乾脯主久瘧頭骨主瘴魃手主小兒驚癇口噤屎主蜘蛛咬皮主馬疫風

麈肉味如牛脂甘過之皮可爲靴尾能辟塵山牛也

家猫肉味甘微酸主勞瘵

鼴鼠肉味無毒主癰疽諸瘻蝕惡瘡陰
䘌爛瘡鼺鼠主墮胎易産一種竹䶉食笋
味佳它如貂鼠黄鼠狼猸入藥又云鼠膽
治耳聾但取而不得耳
果然肉味鹹無毒主瘴瘧寒熱煮食之猴
獸主五野雞病狒狒血飲之可見鬼三種
皆類猴而用稍異故並録之

食品集卷上

食品集卷下

禽部

天鵝味甘性熱無毒主補中益氣鵝有三等金頭鵝爲次小金頭鵝又次絨毛療刀杖瘡立愈

鵝味甘平無毒利五臟止渴膏脂潤皮毛灌耳聾白者勝孟詵云肉性冷不可多食發痼疾　蒼鵝性冷有毒發瘡　卵温補五臟益氣力多食亦發痼疾

野鵝一名鴐鵝今名沙鵝功與鴈同

鴈味甘平無毒主風攣拘急偏枯氣不通

利益氣壯筋骨補勞瘦骨燒灰和米泔洗

頭髮長膏治耳聾六月七月勿食傷神

鷄 丹雄鷄味甘溫無毒一云小毒主女人崩

中赤白補虛溫中補血冠血主乳難療白

癜風諸瘡又自縊死心下溫者刺血滴入

口中即活男雌女雄百虫入耳滴之即出

烏雄鷄肉味酸甘微溫無毒主補虛止

心腹痛安胎療折傷痺病膽主療目不明
肌瘡心主五邪肝及翅毛主起陰血主踒
折骨痛及痿痺肪主耳聾腸主遺溺肶裏
黃皮微寒主洩利小便遺溺除熱止煩并
尿血崩中帶下　白雄雞味酸主下氣療
狂邪補中安五臟治消渴　烏雌雞味甘
溫主風寒濕痺五緩六急中惡腹痛及傷
折骨疼安胎　黃雌雞味酸平主傷中消
渴小便數不禁腸澼洩痢補五臟先患骨

熱者不可食　鷄子黄除熱火瘡鎮心安五臟主驚安胎其白微寒療目赤熱婦產胞不下卵中白皮主久欬結氣又云多食動風　鷄具五色者與身烏頭白者俱不可食不可與獺肉及水鷄食皆成遁尸與鱉肉共食損人卵不得和蒜食令人短氣亦不可與鱉肉獺肉犬肉肝腎共食小兒食鷄肉好生蚘虫妊婦亦然諸鷄肉補虛羸最要故食治方中多用之有風人不宜

食有患骨熱者不可食丹溪云屬土而有金與木火性補助濕中之火又云屬巽助肝火

雉味甘酸微寒有小毒即野鷄主補中益氣止洩痢除蟻瘻又治消渴飲水無度久食令人瘦九月後至十一月食之稍補他月即發五痔及諸瘡不可與胡桃菌子木耳同食

錦鷄肉主令人聰明文彩似雉而斑員尾

長即吐湲鷄也

鷓鴣味甘温無毒主補中益氣止洩痢食之甚有益人炙食之味尤美然有數等白鷓鴣黑頭鷓鴣胡鷓鴣其肉皆不同髓味甘美補精髓

鴨味甘冷無毒主補虚除熱毒和臟腑利水道及治小兒熱驚癇緑頭青頭者佳白者尤佳黄雌鴨最補黒鴨滑中發冷痢小兒食之脚軟卵不可與鱉肉同食害人

野鴨味甘微寒無毒一名鳧主補中益氣消食和胃氣治水腫緑頭者爲上尖尾者爲次九月後即中食全勝家鴨大益病人消食殺十二種虫又治身上小瘡多年不愈者即差小者名刀鴨味最重食之補虚一種名油鴨但不可胡桃木耳豆豉同食

雀味甘無毒壯陽道益氣煖腰膝令人有子冬月者良姙婦忌食之腦主耳聾塗凍瘡立差頭血主雀盲雞朦卵主男子陰痿

不起令熱多精有子雄雀屎名白丁香研
粉治目赤痛胬肉赤白膜赤脉貫瞳及决
癰癤八九月田間黄色者謂黄雀味美而
用不及又青黑色在蒿間者爲蒿雀味更
美於諸雀極熱最補益陽道

鶉鴿味鹹平無毒白者良調精益氣明目解
諸藥毒雖益人恐减藥力亦治人馬患疥

鳩味甘平無毒安五臟益氣明目療癰疽
排膿血人食金子鳩肉解之有班無班有

黄有青其用一也

鵞鶩味酸平有小毒主諸瘡疥病以酒浸炙令熱傅瘡上冷即易食其肉令人患大風若夫婦不和者作羹私與食之即相愛

鶴味平有玄有黄有蒼有白取其白者良血益人氣力

烏鴉味酸醎平無毒主瘦病止欬嗽骨蒸羸弱者即慈烏

鸕鷀味平微寒無毒主硬及噎燒灰服之

屎去面黑䵟黶誌

鸛味甘平無毒主石淋消結熱燒作灰滌汁飲之石即下雄者佳

鵁鶄味甘平無毒主五痔止血治老嗽及吃噫炙食或爲散飲目睛和乳汁點眼甚明

鷸鶉味甘温平無毒主益氣補五臟實筋骨耐寒暑消結熱和生姜食之止洩痢酥炙食之令人肥下焦四月巳前未可食

鷓鴣味甘温無毒主補五臟益心力解野葛蛇菌等毒及瘟瘴病久而危者毛合熬酒漬之或生擣汁服良脂澤手不裂食之忌筍

白鷴肉可食本草謂其堪畜養或疑即白雉也

百舌主蟲咬炙食之亦主小兒久不語

鷺鷥味醎平無毒主瘦虚益脾補氣炙食之

山鷓味甘溫食之解諸果毒一種陽鵲形色相似

竹鷄味甘平無毒主野鷄病殺蟲煮炙食之卯山菌子

鸐鷄味甘無毒食之令人勇健肥潤

鷗味甘無毒主躁渴狂邪五味醃炙食之

蟲魚部

龜味醎甘平無毒肉作羹臛大補氣智釀酒主風脚軟脫肛溺孫真人云十月勿食

龜肉損命龜甲止漏破癥瘕痎瘧五痔癱
緩小兒顖不合女子陰瘡骨中寒熱傷寒
勞復大有補陰之功力猛兼去瘀血筋骨
龜乃陰中至陰之物禀北方之氣而生故
能補陰血不足

黿味寒平肉主濕氣諸邪氣蠱消百藥毒

鱉味甘温無毒肉主傷中益氣補不足忌
與莧菜猪肉兎肉雞肉芥子醬同食有三
足者有頭足不縮目陷腹下紅及有小字

五字王字者俱有大毒不可食頭燒灰主
小兒諸疾及治脫肛血亦可塗之甲味鹹
氣平主心腹癥瘕堅積温瘧勞瘦
馬刀味辛氣微寒有毒主漏下赤白寒熱
破石淋殺禽獸毒除五臟熱止煩滿去厥
痺利機關
蛤蜊味鹹冷無毒丹溪云温中有火止消渴開胃
解酒毒主老癖爲寒熱者及婦血塊煮食
之此物雖冷然與丹石相反服丹石人不

宜食殻燒灰療湯火傷油塗之妙

蜆性冷無毒温中有火止消渴開胃壓丹石藥及疔腫下濕氣下乳糟煮服凉浸取汁洗疔瘡多食消腎發嗽并冷氣

蚶味醎温無毒主心腹冷氣腰脊冷風利五臟健胃令人能食每食了以飯壓之不爾令人口乾又云温中消食起陽

蚌性冷無毒丹溪温中有火主婦人虚勞下血并痔血崩帶下又止消渴除煩壓丹石毒以

黃連末内之取汁點赤目并暗者良蚌粉
冷治反胃痰飲消痢嘔逆癰腫
田螺氣大寒無毒主目熱赤痛取黃連末
内其中汁出取以注目中浸取汁飲之止
消渴碎其肉傅熱瘡煮食之利大小便去
腹中結熱脚氣衝上小腹急硬小便赤澁
手脚浮腫其黃螺味甘大寒無毒治肝氣
熱止渴解酒毒其用與上同海螺治目痛
蟶味甘温無毒補虛主冷痢煮食之主産

後虛損天行病後不可食切忌之
車螯冷無毒是大蛤一名蜄治酒毒消渴酒渴并
癰殼治瘡癤腫毒不宜多食
蝦蟇味辛寒有毒主邪氣破癥堅血癰腫
陰瘡服之不患熱病療小兒疳氣殺疳蟲
鼠瘻惡瘡蝕食下部一名蟾蜍主猘犬傷
瘡狂犬咬發狂欲死能合金石取肪塗之
如蠟丹溪云食發濕不宜食之眉間白汁
名蟾酥治癰疽疔瘇蝦蟇生江湖腹大形

小皮多黑斑能跳作聲蟾蜍生人家濕處
背黑無點多痱磊不善跳不作聲
蛙味甘寒無毒（一名水鷄）主小兒赤氣肌傷臍
傷止痛氣不足殺尸疰病蟲去勞劣解熱
毒補虛損尤宜產婦浙東人以爲珍饌身
青緑色背有黄線者是
蟹味鹹有毒（附彭螖彭蜞）主胸中邪氣結痛通
胃氣調經脉黄能化漆爲水治漆瘡脚中
髓并殼中黄敖爲末内金瘡能續斷筋爪

主墮胎破宿血凡蟹獨螯獨目及兩目相向者皆有大毒未經霜者有毒未可食有風疾人并孕婦更不可食藕蒜汁冬瓜汁紫蘇能解其毒蠘蟹殻潤多黃其螯無毛最鋭食之行風氣蝤蛑蟹圓而大性冷無毒解熱氣小兒痞氣彭蜞海人食之別無功彭蜞有毒不可食蔡君謨渡江悞食幾至困危

蝦味甘有毒動風發瘡疥多食損人無鬚

者不可食

殼菜味醎平無毒一名淡菜主補中益氣補五臟虛損理腰脚氣益陽事産後血結腹内冷痛消痃癖癥瘕及婦人漏下丈夫久利並煮食之雖形狀不典而甚益人

石决明味醎平寒無毒主目瞖痛青盲久服益精輕身

牡蠣味醎氣平寒無毒入足少陰經主傷寒寒熱溫瘧洒洒驚恚怒氣除拘緩瘰癧

癰腫喉痺鼠瘻女子帶下赤白心脇氣結
痛除老血軟積痞鹹能軟堅也澁大小腸
止大小便療鬼交洩精久服強骨節殺邪
鬼延年和杜仲服止盜汗和麻黃根蛇床
子乾薑爲粉去陰汗引以柴胡能去脇硬
引以茶清能消結核引以大黃能除股腫
地黃爲之使能益精收澁止小便本腎經
藥也

江豕味鹹無毒肉主飛尸蠱毒瘴瘧肪摩

惡瘡與海豨同
蛤蚧鹹平小毒主乆肺勞傳尸殺鬼邪療
嗽下淋通水道
水母味鹹無毒主生氣婦人勞損血帶小
兒風疾丹毒
鯪鯉甲主五邪驚啼悲傷療蟻瘻
貝子鹹平無毒主目瞖鬼疰蠱毒腹痛下
血五癃利水道除寒熱溫疰解肌散結熱
一種紫貝圓大明目去熱毒

瑇瑁寒無毒主解百藥毒血可生飲
海蛤味苦鹹平無毒主欬逆上氣息煩滿
胸脇寒熱療陰痿與文蛤魁蛤用稍同
鱓魚味甘大溫無毒主補中益氣血濕痺
氣補虛損婦人產後淋瀝血氣不調羸瘦
止血氣不調痛冷氣腸鳴時行病起食之
多後又令人霍亂尤動風
河豚味甘溫有毒主補虛去濕氣理腰脚
去痔疾殺虫小者毒少大者毒多味雖珍

然治不如法食之殺人不可不慎也肝亦
有大毒橄欖幷蘆根解其毒
鰻鱺魚味甘有毒五色紋者其功勝主五痔濕風
痺殺諸虫壓諸草石藥毒熏下部虫此魚
雖有毒能補五臟虛損久病傳屍勞瘵
鯸魚江東呼爲鮐秦人呼爲鰻味甘無毒
主百病黃者名鮑魚此二魚雖益人無鱗
有毒勿多食能動痼疾赤目赤鬚者並殺
人不可與牛肝野鷄野猪食致疾

鯽魚味甘温無毒主調中下氣合蓴作羹主脾弱不下食内白礬燒灰治腸風血痢内鹽燒之治齒痛不可合猪肝雉肉同食丹溪云諸魚屬火惟鯽魚屬土故屬陽明而有調胃實腸之功多食亦動火

鮑魚味辛臭温無毒主折傷瘀血血痺在四肢不散者女子崩中不止勿令中鹹

鯉魚味甘無毒大小皆有三十六鱗亦其成數也主咳逆上氣黄疸止渴生者主水腫脚滿下氣又

安胎懷姙身腫天行病後不可食肉忌葵
菜子忌猪肝膽主明目赤腫
白魚味甘平無毒主助脾開胃下食補肝
明目去水氣令人肥發瘡癤膿不發炙瘡
經宿者食生腹病糟醃無妨
鱸魚味甘平無毒補五臟益筋骨和脾胃
治水氣多食宜人作鮓尤良一云多食發
痃癖及瘡腫不可乳酪同食
青魚味甘平無毒主脚氣濕痺作鮓與服

石人相反眼主能夜視頭中枕蒸取乾代
琥珀治心腹痛膽主目暗惡瘡不可與莧
荽麵醬同食
鱖魚味甘平無毒主益氣力令人肥健去
腹內小虫背有黒點味重又云平補勞益
脾胃稍有毒風濕者不宜食又名桂魚
石首魚味甘無毒和蓴作羹開胃益氣乾
之爲鮝炙食消瓜成水主腹脹食不消頭
中石治石淋

比目魚味平補虛益氣力多食稍動氣
黃魚味平有毒發諸病不可多食亦發瘡
疥動風忌蕎麥
時魚味平無毒補虛勞稍發疳痼
鱘魚味甘鹹無毒主益氣補虛令人肥健
其子肥美殺腹內小虫
沙魚味甘鹹無毒主心鬼疰蠱毒吐血與
鮫魚同
鯔魚味甘平無毒主開胃通利五臟久食

令人肥健此魚食泥與百藥無忌

海𩵋魚味醎無毒主飛尸蠱毒瘴癘作脯食之

昌侯魚味甘平無毒食之肥健益氣力腹中子有毒令人下痢

烏賊魚味醎微温無毒主益氣強志通月經骨主女子漏下赤白腹中有墨主血刺痛醋磨服此魚自浮水烏見以爲死往啄之乃捲入水故謂烏賊

魴魚味甘溫無毒補與鯽魚同功若作膾食助脾胃不可與疳痢人食

鯿魚味性主治與魴魚同但尾赭曰魴尾青曰鯿味佳於魴

鱧魚味甘寒無毒主濕痺面目浮腫下水療五痔便血脚氣風氣人食効諸魚膽苦惟此魚甜可食今江東人呼爲烏魚或曰黒魚

鱭魚發疥

鱅魚格額目傍有骨各一禮云魚去乙一云東海鰫魚也食之别無功用又云池塘所蓄頭大細鱗者甘平益人一種鰱魚似鱅頭小色白性急味勝

鯇魚無毒膽最苦治喉痺飛尸

鯮魚平補五臟益筋骨和脾胃多食宜人作鮓尤佳暴乾甚香美不毒亦不發病

嘉魚味甘温無毒一云微毒食之令人肥健悦澤此乃乳穴小魚常飲乳水所以益

人味甚珎美力強於乳詩所謂南有嘉魚
註言出於沔南之丙穴是也
章擧魚一名石矩比烏賊差大味更珎好
黄頰魚味甘平無毒醒酒不益人能祛風
鮰魚味美鰾可作膠與鱁鮧魚白相似
邵陽魚有毒主瘴瘧尾有刺人犯之至死
鮹魚味甘平無毒主五野鷄痔下血瘀血
鱣魚無毒肝主惡瘡疥癬詩言鱣鮪發發
即今之鰉魚也

鱟魚平微毒療痔殺蟲多食發嗽并瘡癬

水部

井水新汲即用利人療病平旦第一汲者爲井華水又與諸水不同凡井水有遠從地脉來者爲上有從近處江河中滲來者欠佳又城市人家稠密溝渠汚水雜入井中成鹼用須煎滚停頓一時候鹼下墜取上面清水用之否則氣味俱惡而煎茶釀酒作豆腐三事尤不堪也又雨後其水渾

濁須擂桃杏仁連汁投入水中攪勻少時
則渾濁墜底矣易曰井泥不食謹之
千里水即遠來流水也從西來者謂之東
流水二水味平無毒主病後虛弱及盪滌
邪穢揚之過萬名曰甘爛水以木盆盛水
杓揚之泡起作珠子數千顆擘取煮藥治
霍亂及入膀胱奔豚氣用之殊勝誠與諸
水不同煉雲母粉用之即其驗也古云流
水不腐但江河水善惡有不可知者昔年

予在潯州忽一日城中馬死數百詢之云
數日前有雨洗出山谷中蛇蟲之毒馬飲
其水而致然也不可不知
秋露水味甘平無毒在百草頭上者愈百
病止消渴令人身輕不饑肌肉悅澤栢葉
上者明目百花上者益顏色
臘雪水甘大寒解天行時疫及一切毒淹
藏果實良春雪水生蟲不堪
乳穴水乃巖穴中消消而出之水秤之重

於它水煎沸上有鹽花味溫甘無毒肥健
人令能食體潤不老與乳同功取以作飯
及釀酒大有益也宂有小魚補人見魚類
寒泉水味甘平無毒主消渴反胃去熱淋
及暑痢兼洗漆瘡射癰腫令散下熱氣利
小便並宜飲之
夏氷味甘大寒無毒去熱除煩暑月食之
與氣候相反食腹冷熱相激非所宜也止
可隱映飲食取其氣之冷耳若敲碎食之

暫時爽快久當成疾
温泉水性熱有毒切不可飲一云下有硫
黄即令水熱當其熱處可爆猪羊主治風
頑痺浴之可除廬山下有温泉池往來方
士教令患疥癩楊梅瘡者飽食入池久浴
得汗出乃止旬日諸瘡自愈然水有硫黄
臭氣故應愈諸風惡疾體虚者毋得輕入
漿水以粟米或倉米飲釀成者味甘酸微
温無毒調中引氣宣和強力通關開胃止

霍亂泄痢消宿食解煩去睡止嘔白膚體
似水者至冷妊娠忌食不可同李子食令
吐痢丹溪云漿水性冷善走化滯物消解
煩渴宜作粥薄暮食去睡理臟腑
熱湯須百沸過若半沸者食之病脹患霍
亂手足轉筋者以銅瓦器盛湯熨臍效
繁露水是秋露繁濃時水也作盤以收之
煎令稠食之延年不饑以之造酒名秋露
白味最香冽

梅雨水洗癬疥㾖瘢痕入醬令易熟沾衣
便腐澣垢如灰汁有異他水
半天河水即上天雨澤水也治心病鬼疰
狂邪氣惡毒
冬霜水寒無毒團食者主解酒熱傷寒鼻
塞酒後面赤
雹水醬味不正當時取一二升内甕中即
如本味
方諸水味甘寒無毒主明目定心去小兒

熱煩止渴方諸大蚌也周禮明諸承水於
月謂之方諸陳饌以爲玄酒
花水平無毒主渴遠行無水和苦栝蔞爲
丸服之永無渴
糧甖水味辛平小毒主鬼氣中惡疰忤心
腹痛惡夢鬼神進一合多飲令人心悶又
云洗眼見鬼出古塚物甖中
甑氣水主長毛髮以物於炊飯時承取沐
頭令髮長密黑潤不能多得朝朝梳摩小

兒頭漸覺有益

生熟湯味鹹無毒熬鹽投中飲之吐宿食毒惡物消氣臚脹亦主痰瘧調中消食又人大醉及食瓜果過度以生熟湯浸身湯皆爲酒及瓜果氣味

屋漏水大有毒誤食必生惡疾以洗犬咬瘡可即愈

豬槽水無毒治諸蠱毒蛇咬可浸瘡

溺坑水無毒主消渴解河豚魚毒

鹽膽水味鹹苦有大毒此水鹽初熟槽中瀝黑汁也人與六畜皆不可食

塚井水有毒人中之不活欲入者先試以雞毛如直下者無毒如廻旋而舞者則有毒先以熱醋數斗投井可入

洗碗水主惡瘡久不差者煎沸以鹽投中洗之立效

蟹膏水以膏投漆中化爲水古人用和藥

又蚯蚓去泥以鹽塗之或内入葱中化爲

水主天行諸熱病癲癇等疾又塗丹毒並
傅漆瘡效
陰地流泉水飲之令人發瘧瘴又損脚令
軟又云飲澤中停水令人生瘕病
鹵水味苦鹹無毒主大熱消渴狂煩除邪
及下蠱毒柔肌膚去濕熱消痰磨積塊洗
滌垢膩勿過服頓損人
地漿水氣寒無毒掘地作坎以水沃其中
攪令濁俄頃取之主解中諸毒煩悶山中

菌毒又楓樹上菌食之令人笑不止飲此解之

清明水及穀雨水味甘取長江者爲良以之造酒可儲久色紺味冽此水盖取其時候之氣耳

炊湯水經宿洗面無顔色洗身成癬

甘露水及醴泉水味甘美無毒食之潤五臟長年不饑主胸膈諸熱明目止渴此水不可易得附録之以備參考　食品集終

附録

五味所補

酸入肝　苦入心　甘入脾　辛入肺

鹹入腎

五味所傷

過於酸肝氣以津脾氣乃絶

過於苦脾氣不濡胃氣乃厚

過於甘心氣喘滿色黒腎氣不衡

過於辛筋脉阻弛精神乃失

過於鹹大骨氣勞短肌心氣抑

五味所走

酸走筋筋病無多食酸

苦走骨骨病無多食苦

甘走肉肉病無多食甘

辛走氣氣病無多食辛

鹹走血血病無多食鹹

五臟所禁

肝病禁辛　心病禁鹹　脾病禁酸

肺病禁苦　腎病禁甘

五臟所忌

肝病無多食酸酸則肉胝腸而唇揭

心病無多食苦苦則皮槁而毛拔

脾病無多食甘甘則骨痛而髮落

肺病無多食辛辛則筋急而爪枯

腎病無多食鹹鹹則脉凝泣而變色

五味所宜

肝色青宜食甘粳米棗葵牛肉皆甘

心色赤宜食酸小荳李韭犬肉皆酸
脾色黃宜食鹹大荳栗藿豕肉皆鹹
肺色白宜食苦小麥杏薤羊肉皆苦
腎色黑宜食辛黃黍桃葱雞肉皆辛

五穀以養五臟
肝麥心黍脾稷肺稻腎荳

五果以助五臟
肝李心杏脾棗肺桃腎栗

五畜以益五臟

肝雞心羊脾牛肺馬腎彘

五菜以充五臟

肝葵心藿脾薤肺葱腎韭

食物相反

黍米不可與葵菜同食

大蒜不可與猪肉同食

小蒜不可與鯉魚同食

李子不可與雞子幷蜜同食

菱角棗子不可與蜜同食

楊梅不與葱同食　柿梨不與蟹同食

苦苣不與酪同食　韭不與酒同食

蓼不與魚膾同食　莧菜不與鼈同食

竹笋不與糖同食　雉不與牛肉同食

苦苣生葱不與蜜同食

芥菜不與兎肉同食生瘡

牛肉不可與栗子同食肝不可與鮎魚同食生風

馬肉不可與姜蒼耳同食

羊肉不可與魚膾酪同食肚不可與小豆梅子同食腸不可與犬肉同食傷人肝不可與豬肉及椒同食傷心

牛馬羊乳不可與魚膾同食生癥瘕

豬肉不可與牛肉芫荽同食爛腸

兎肉不可與姜同食成霍亂

麅肉不可與鮠魚同食

麋肉不可與蝦同食脂不可與梅李同食

雉肉不可與魚汁兎肉同食子不可與鱉

葱蒜同食損氣

野雞不可與猪肝胡荽蘑菰鯽魚同食與

蕎麥葱麵同食生蟲與鮎魚同食令人發

癩疾

鵪鶉不可與菌子同食發痔

雀肉不可與李子同食

鴨肉不可與鱉同食

鯉魚不可與犬肉同食

魚不可與糖餅猪肉同食

黄魚不可與蕎麥麵同食

蝦不可與糖同食損精

蓋食不欲雜雜則或有犯知者宜先避之

服藥忌食

有白朮蒼朮勿食桃李及雀肉胡荽大蒜

青魚鮓

有巴豆勿食蘆笋羹及野猪肉

有黄連桔梗勿食猪肉

有半夏菖蒲勿食飴糖羊肉

有空青硃砂勿食生血物

有天門冬勿食鯉魚　有茯苓勿食米醋

有牡丹勿食生胡荽　有鱉甲勿食莧菜

有常山勿食生葱菜　有商陸勿食犬肉

有藜蘆勿食狸肉　有地黄勿食蘿蔔

有細辛勿食生菜　有甘草勿食菘菜

服藥不可食生胡荽及蒜雜生菜又不可

食諸滑物菓實又不可多食肥猪犬肉油

膩肥羹魚腥等物

姙娠忌食

食子姜令子多指生瘡

食汞醬絶産　荳醬合藿食墮胎

食桑椹鴨子令子倒生心寒

食山羊肉令子多疾肝尤不可食

食鯉魚膾及雞子令兒成疳多瘡

食犬肉令子無聲音　食兎肉令子缺脣

食騾驢馬肉延月難産　食鱉令子横生

雞肉合糯米食之令兒多寸白蟲子合乾

薑食之令兒患瘡

食雀肉飲酒令子心淫亂合荳醬食令子

面黑多黖

諸獸毒

獸岐尾　鹿豹文　羊獨角　羊六角

羊心有孔　白羊黑頭　黑羊白頭

白馬黑頭　曝肉不燥　肉不沾土

馬蹄夜目　犬懸蹄肉　米甕中肉

肝有黑色　肉中黑星

諸鳥毒

鴨目白者　雞有四距　白鳥玄首

玄鳥白首　鳥足不伸　卵有八字

鳥三足四距幷六指者

諸魚毒

魚目有睫　目能開合　腦中連珠

無腮者　二目不同　魚腮大者

腹下丹字　連鱗者　鱉目白者

頷下有骨　蝦煑不彎　白鬚者

蟹腹下毛　兩目相向

諸菓毒

桃杏雙仁及菓未成核者俱有毒五月食未成核者之菓令人發瘡癘及寒熱秋夏菓落地惡蟲緣食之令人患乂漏

解諸毒

姜多腹脹煖酒和生姜飲之即消

瓜多腹脹食塩湯或白蘝汁解之

諸菜毒以甘草胡粉解之

諸菌毒以地漿汁解之

蜀椒毒飲水或食蒜解之吸雞毛灰亦解

飲酒大醉不解大荳汁解之葛花椹子柑子皮汁皆可解

牛肉毒猪脂煉油一兩每服一匙温水下

猪肉毒以大黄汁或杏仁汁解之

犬肉不消杏仁去皮尖水煮飲之

雞子毒以醇醋或煮秫米汁解之

諸魚毒以橘皮蘆葦根汁或大荳汁解之

河豘毒以蘆葦匾豆汁解之

鱉毒以黄耆吴藍煎湯服解之

蟹毒以冬瓜汁紫蘇汁煮乾蒜汁解之

誤食金子金鳩肉鷓鴣肉解之

食品集附録終

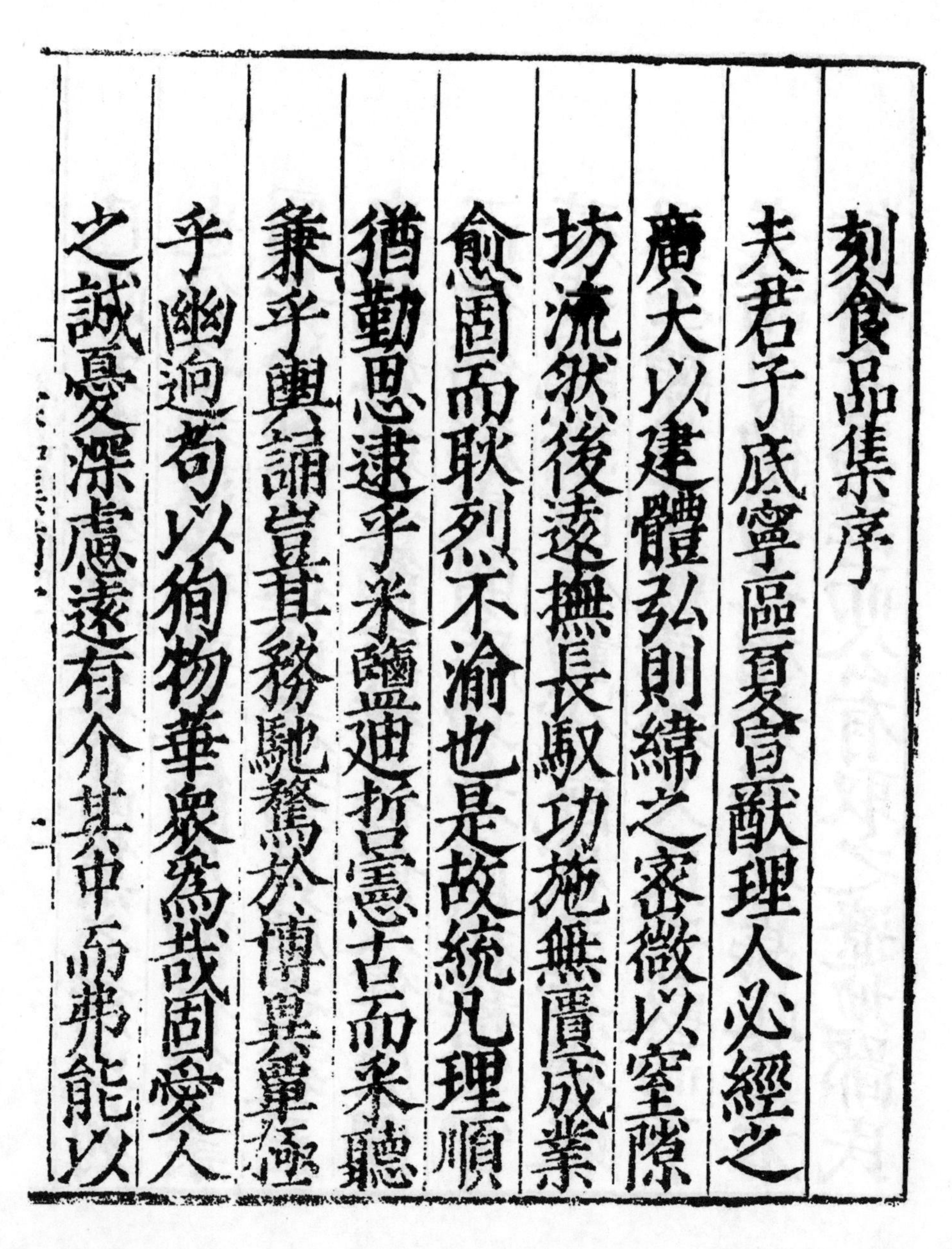

刻食品集序

夫君子底寧區夏啻猷理人必經之
廣大以建體弘則締之密微以窒隙
坊流然後遠撫長馭功施無匱成業
愈固而耿烈不渝也是故統凡理順
猶勤思逮乎米鹽迪哲憲古而采聽
兼乎輿誦豈其務馳騖於博異單徑
乎幽迥苟以狥物華衆爲哉固愛人
之誠憂深慮遠有介其中而弗能以

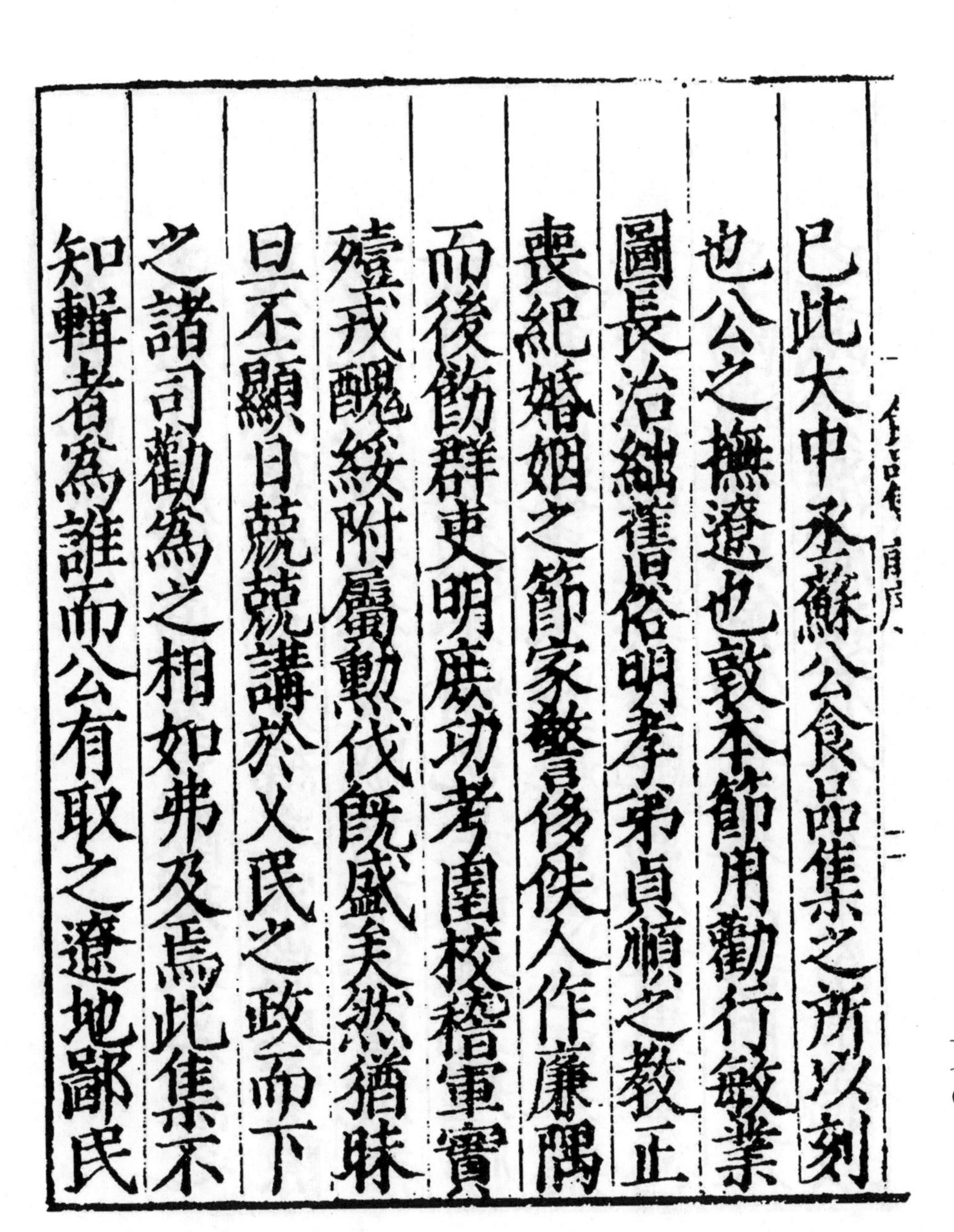

已此大中丞蘇公食品集之所以刻
也公之撫遼也敦本節用勸行儆業
圖長治繩舊俗明孝弟貞順之教正
喪紀婚姻之節家警侈佚人作廉隅
而後飭群吏明庚功考圉校稽軍實
殪戎醜綏附屬勳伐既盛矣然猶昧
旦丕顯日兢兢講於乂民之政而下
之諸司勸為之相如弗及焉此集不
知輯者為誰而公有取之遼地鄙民

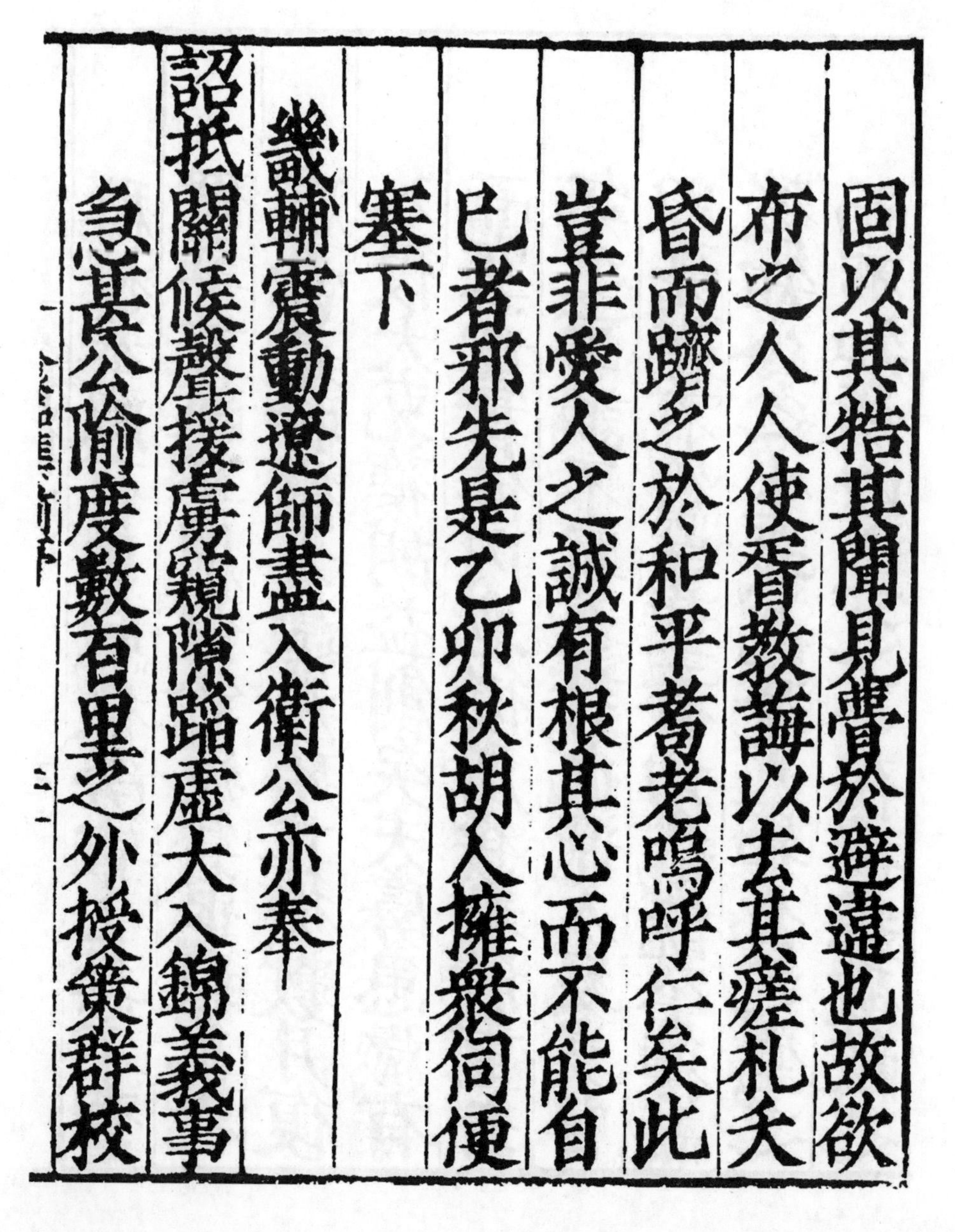

固以其牿其聞見豐於避遠也故欲
布之人人使胥教誨以去其瘥札夭
昏而躋之於和平耇老嗚呼仁矣此
豈非愛人之誠有根其心而不能自
已者邪先是乙卯秋胡人擁衆伺便
塞下
畿輔震動遼師盡入衛公亦奉
詔抵關候聲援虜窺隙蹈虛大入錦義事
急甚公偷度數百里之外授策群校

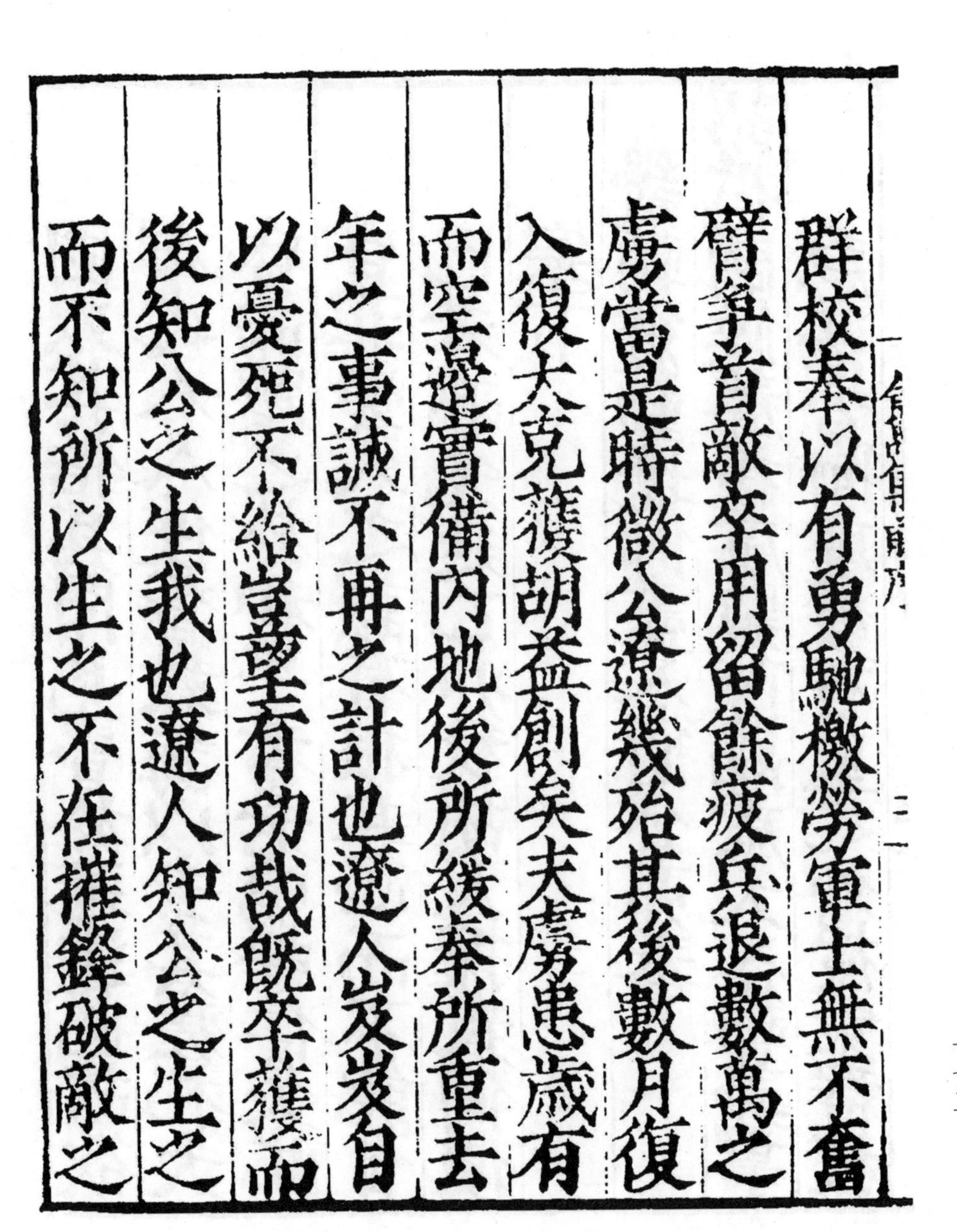

群校奉以有勇馳檄勞軍士無不奮
臂爭首敵卒用留餘疲兵退數萬之
虜當是時徼入遼幾殆其後數月復
入復大克獲胡益創矣夫虜患歲有
而塞邊實備內地後所緩奉所重去
年之事誠不再之計也遼人岌岌自
以憂死不給豈望有功哉既卒獲而
後知公之生我也遼人知公之生之
而不知所以生之不在摧鋒破敵之

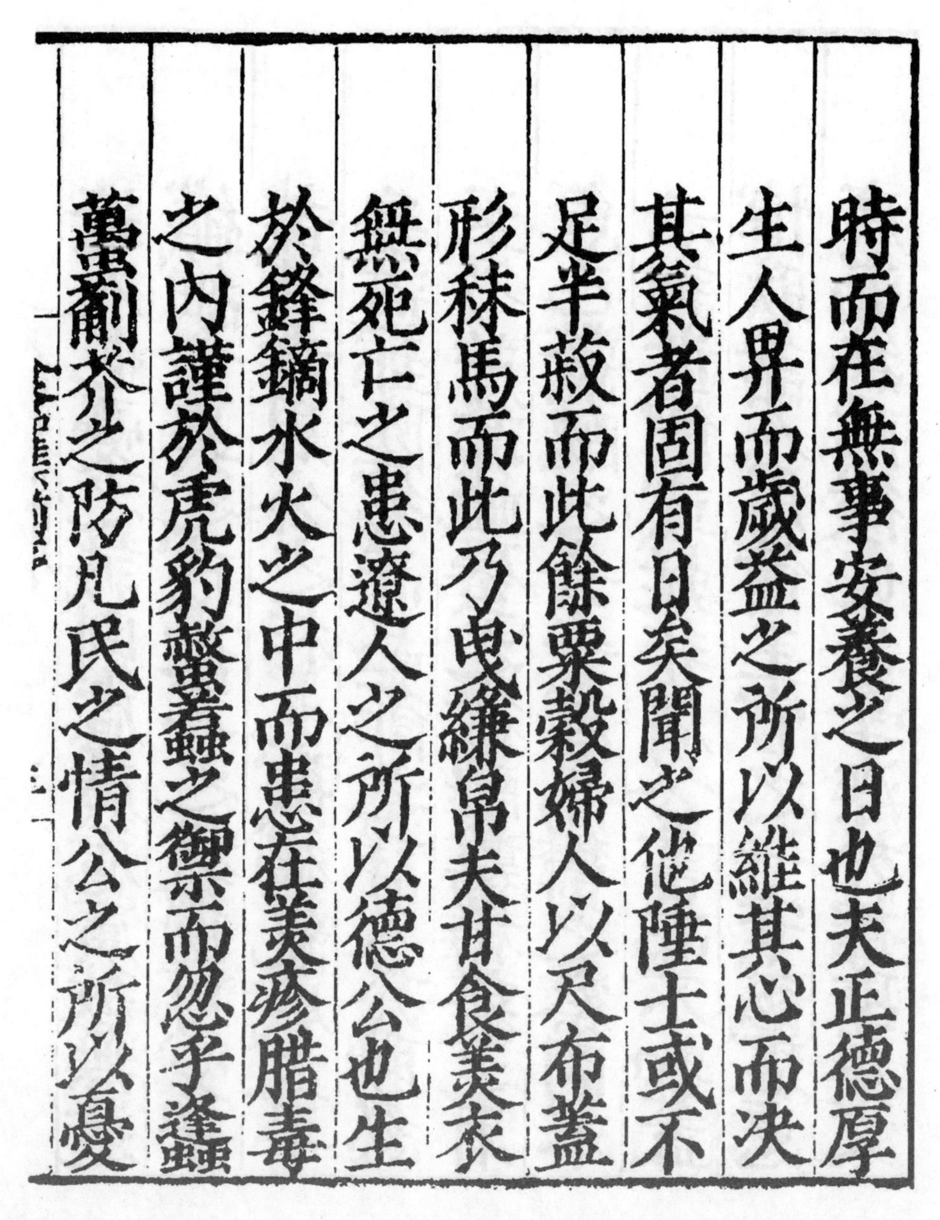

時而在無事安養之日也夫正德厚
生人畀而歲益之所以維其心而決
其氣者固有日矣聞之他陲士或不
足半菽而此餘粟穀婦人以尺布蓋
形秣馬而此乃良縑帛夫甘食美衣
無死亡之患遼人之所以德公也生
於鋒鏑水火之中而患在美疹腊毒
之內謹於虎豹蟹蠭之禦而忽乎蠭
薑亂芥之防凡民之情公之所以憂

遼人也憂之誠則慮廣慮廣故無遺
纖細食異之戒提耳之教獨可少乎
哉昔者周公之相也戡禍亂成太平
爰逮郅隆煞而品節之詳入於恥忽
至乃芹茆蚳蜃之微醓醢鶉鷃樽蓼之用
魚乙鱉醜之去牛庮鳥鬱之察罔不
示訓世儒或疑非周公書而不知蓋
博取諸人用備王官之一守誠慮患
廣而為防微也公學深於探聖奧文

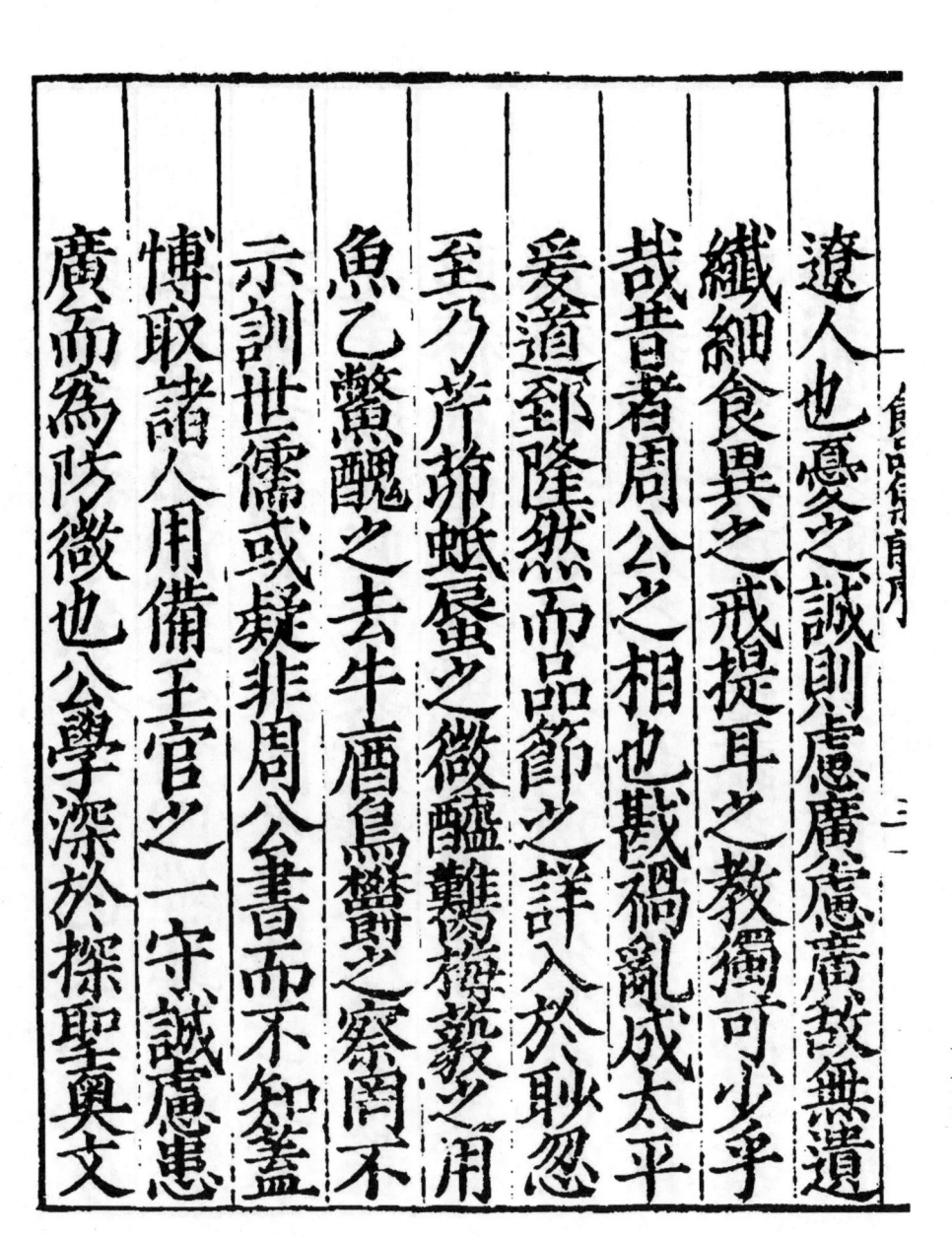

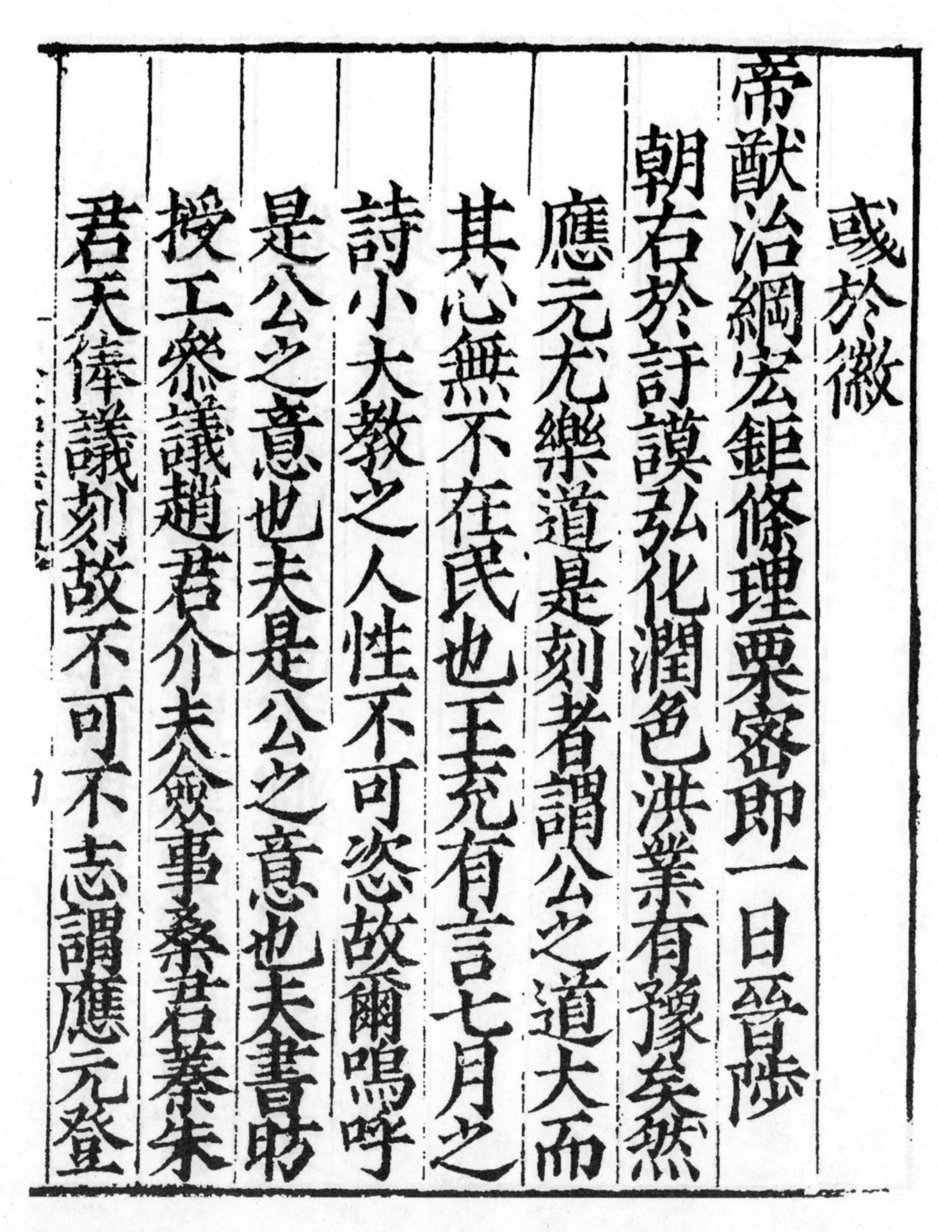

或於徽

帝猷治綱宏鉅條理栗密即一日晉陟

朝右於訏謨弘化潤色洪業有豫矣然

應元尤樂道是刻者謂公之道大而

其心無不在民也王充有言七月之

詩小大教之人性不可恣故爾嗚呼

是公之意也夫是公之意也夫書昉

授工衆議趙君介夫僉事桑君蓁朱

君天倖議刻故不可不志謂應元登

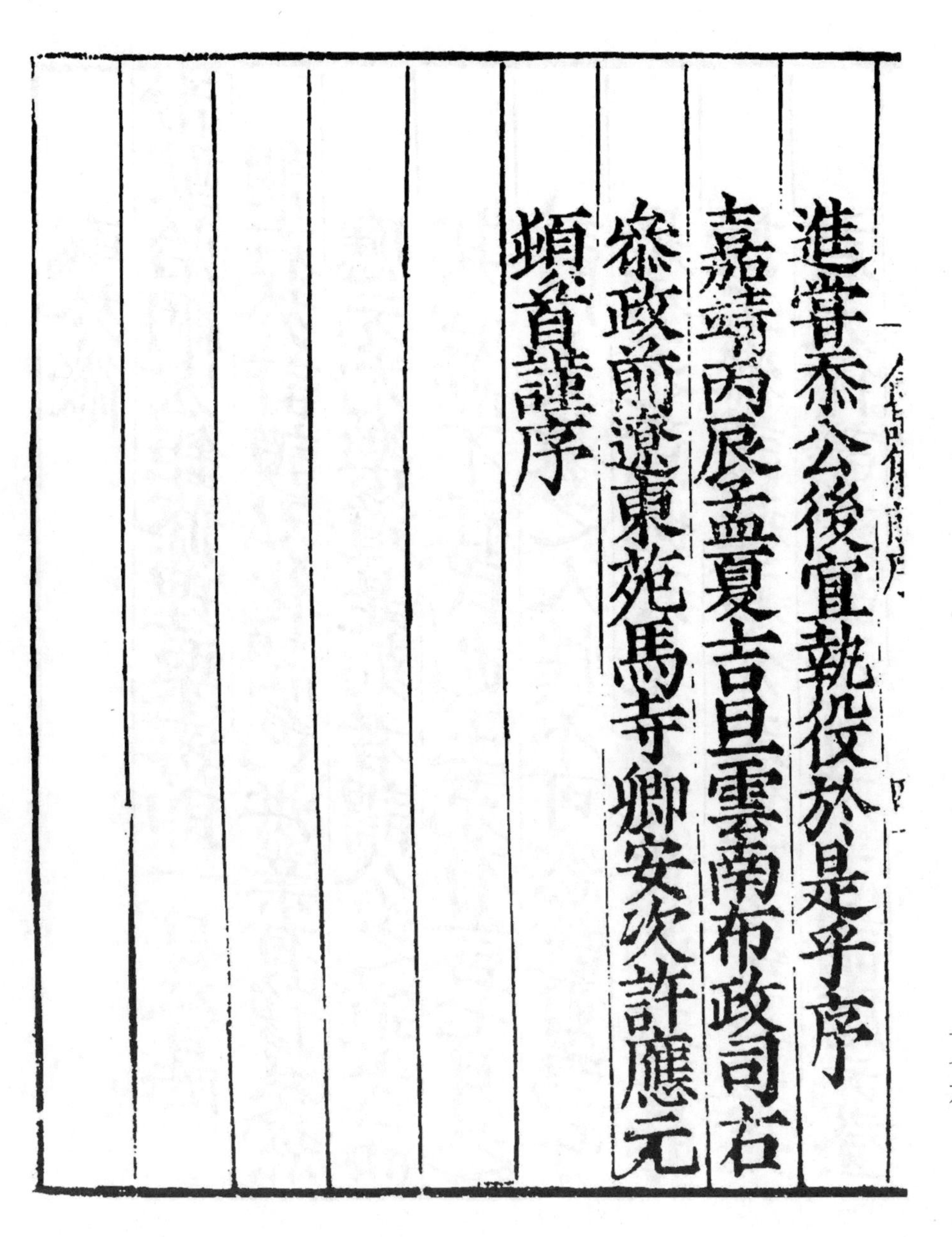

進嘗忝公後宜執役於是乎序

嘉靖丙辰孟夏吉旦雲南布政司右

叅政前遼東苑馬寺卿安次許應元

頓首謹序

ISBN 978-7-5010-6359-8
9 787501 063598 >
定價：70.00圓